CARB-CYCLING-DIÄT 2024

120 Rezepte Fortgeschrittene Ernährungsstrategien Die ultimative Methode zum Abnehmen, ohne auf Kohlenhydrate zu Verzichten

TERY LONG

HAFTUNGSAUSSCHLUSS

Ziel dieses Buches ist es, nützliches und informatives Material zu den in der Veröffentlichung behandelten Themen bereitzustellen. Der Verkauf erfolgt unter der Voraussetzung, dass der Autor und der Herausgeber keine persönlichen medizinischen, gesundheitlichen oder anderen professionellen Dienstleistungen im Zusammenhang mit dem Buch erbringen. Der Leser sollte seinen Arzt, Gesundheitsdienstleister oder eine andere kompetente Fachkraft konsultieren, bevor er Vorschläge aus diesem Buch übernimmt oder Schlussfolgerungen zieht. Der Autor und der Herausgeber lehnen ausdrücklich jegliche Verantwortung für jegliche Haftung, Verluste oder Risiken persönlicher oder sonstiger Art ab, die sich direkt oder indirekt aus der Nutzung und Anwendung der Inhalte dieses Buches ergeben.

HINWEIS FÜR DIE BECHER

Wenn wir in diesem Buch von „einer Tasse" als Maßeinheit für Zutaten sprechen, meinen wir die Verwendung einer handelsüblichen Küchentasse mit einem Fassungsvermögen von etwa 240 Millilitern. Um die richtigen Mengen an Zutaten zu erhalten, ist es wichtig, einen Messbecher zu verwenden. Wenn Sie keinen Messbecher haben, können Sie einen Messbecher mit Skala verwenden und dabei darauf achten, dass die angegebenen Proportionen korrekt eingehalten werden. Hier sind einige Beispiele: 1 Tasse Mehl 100 gr. 1 Tasse Reis 200 gr. 1 Tasse Quinoa 200 g. Es wird empfohlen, die trockenen Zutaten in der Tasse mit einem Spatel oder einer Messerklinge auszugleichen, um eine genaue Messung zu erhalten. Bei flüssigen Zutaten empfiehlt es sich, den Becher bis zum Rand zu füllen, ohne zu quetschen oder Lücken zu hinterlassen. Es ist jedoch wichtig zu bedenken, dass die Mengenangaben der Zutaten variieren können.

REZEPTE FÜR VORSPEISEN

REZEPTE ERSTEN GÄNGE

REZEPTE ZWEITEN GÄNGE

EINLEITUNG WAS IST DIE CARB CYCLING DIÄT

Carb-Cycling-Diät: Der ultimative Weg, Gewicht zu verlieren, Energie zu steigern und Ihren Körper zu transformieren, ohne auf Kohlenhydrate zu verzichten. Beschreibung: Wollten Sie schon immer eine Möglichkeit, Kohlenhydrate zu genießen, ohne Ihre Gewichtsabnahme- oder Fitnessziele zu gefährden? Haben Sie sich jemals gefragt, ob es eine Methode gibt, die Ihnen das Beste aus beiden Welten bietet: den Genuss des Essens und die Zufriedenheit, konkrete Ergebnisse zu erzielen? Willkommen in der Welt des Carb Cycling. „Carb Cycling Diät ist Ihr unverzichtbarer Leitfaden zum Verständnis und zur Beherrschung einer der effektivsten und nachhaltigsten Ernährungsstrategien in der Welt der Gesundheit und Fitness. Diese Diät ist keine Modeerscheinung, sondern ein bewährter Ansatz, der es Ihnen ermöglicht, die Vorteile von Kohlenhydraten zu nutzen." die richtigen Momente, während du brennst

Fett und Muskeln aufbauen. Was Sie in diesem Buch finden: Detaillierte und einfache Einführung: Sie erfahren, was Carb Cycling ist, wie es funktioniert und warum es von Sportlern und Ernährungs wissenschaftlern als gut gehütetes Geheimnis gilt. Personalisierte Ernährungspläne: Sie erfahren, wie Sie Carb Cycling an Ihre spezifischen Bedürfnisse anpassen können, egal ob Sie abnehmen, Muskelmasse aufbauen oder einfach Ihre allgemeine Gesundheit verbessern möchten. Leckere, einfach zuzubereitende Rezepte: Genießen Sie köstliche, nahrhafte Mahlzeiten, die Sie satt und zufrieden machen und gleichzeitig Ihre Ernährungsziele erreichen. Strategien für langfristigen Erfolg: Sie lernen, Ihre Fortschritte zu verfolgen, häufige Hindernisse zu überwinden und auch an den schwierigsten Tagen motiviert zu bleiben. Lassen Sie sich von den Erfahrungen derjenigen inspirieren, die dank Carb Cycling ihr Leben verändert haben.

Dieses Buch ist perfekt für alle, die ihre Reise zu einem gesünderen, stärkeren Körper beginnen möchten, ohne auf die Lebensmittel verzichten zu müssen, die sie lieben. Es spielt keine Rolle, ob Sie ein kompletter Anfänger sind oder in der Vergangenheit andere Diäten ausprobiert haben: „Carb Cycling Diät " vermittelt Ihnen die Werkzeuge und das Wissen, die Sie benötigen, um echte, dauerhafte Ergebnisse zu erzielen. Erfahren Sie, wie Carb Cycling funktioniert kann Ihre Sicht auf Ernährung und Fitness verändern und Ihnen dabei helfen, Ihre Ziele auf gesunde, ausgewogene und zufriedenstellende Weise zu erreichen. Machen Sie sich bereit, Ihren Körper und Ihr Leben Kohlenhydrat für Kohlenhydrat zu verändern!

DIE GRUNDPRINZIPIEN

Die Grundprinzipien des Carb Cycling, wie Carb Cycling funktioniert Carb Cycling ist eine Ernährungsstrategie, die auf einer abwechselnden Kohlenhydrataufnahme an den Wochentagen basiert, um die Körperzusammensetzung zu optimieren und die körperliche Leistungsfähigkeit zu verbessern. Doch wie genau funktioniert das? Das Schlüsselkonzept von Carb Cycling besteht darin, die Kohlenhydrataufnahme an den Energie- und Stoffwechselbedarf des Körpers anzupassen. Tage mit hohem Kohlenhydratgehalt: An diesen Tagen ist die Kohlenhydrataufnahme hoch. Diese Tage fallen in der Regel mit intensiven Trainingseinheiten oder besonders anspruchsvollen körperlichen Aktivitäten zusammen. Durch die Erhöhung der Kohlenhydrate können Sie die Glykogenreserven der Muskeln wieder auffüllen und so für ausreichend Energie sorgen, um die körperliche Aktivität zu unterstützen und das Muskelwachstum zu fördern. Kohlenhydrate werden verwendet, um die Muskeln mit Energie zu versorgen, den Proteinabbau zu verhindern und so zum Erhalt der Muskelmasse beizutragen. was hilft, Körperfett zu reduzieren. Diese Tage werden oft mit weniger intensiven Trainingseinheiten oder Ruhetagen kombiniert, an denen der Energiebedarf des Körpers geringer ist. Moderate Tage: Einige Carb Cycling-Pläne beinhalten auch Tage mit einer moderaten Kohlenhy drataufnahme. Heutzutage bieten wir ein ausgewogenes Verhältnis von hohem und niedrigem Kohlenhydratgehalt und halten die Energie stabil, ohne Überschuss oder Mangel. Moderate Tage sind ideal zur Aufrechterhaltung und zur Vermeidung extremer Energie- und Hungersch wankungen. Dieser strategische Wechsel ermöglicht es Ihnen, die Vorteile von Kohlenhydraten dann zu maximieren, wenn

sie am meisten benötigt werden, und die
Fettansammlung zu minimieren, wenn sie
nicht benötigt werden. Darüber hinaus kann
Carb Cycling dazu beitragen, den
Stoffwechsel aktiv zu halten, die für
restriktive Diäten typische Verlangsamung
zu verhindern und eine größere Flexibilität
als andere Diäten zu bieten, wodurch die
Diät auf lange Sicht nachhaltiger wird. Diese
Erklärung vermittelt dem Leser ein klares
Verständnis dafür, wie Carb Cycling
funktioniert und warum diese Strategie zur
Gewichtskontrolle und Verbesserung der
körperlichen Leistungsfähigkeit effektiv ist.

VORTEILE DER CARB CYCLING DIÄT

Carb Cycling bietet eine Reihe von Vorteilen, die es zu einem effektiven und attraktiven Ernährungsansatz machen, sowohl für diejenigen, die abnehmen möchten, als auch für diejenigen, die ihre sportliche Leistung verbessern oder einen straffen und gesunden Körper bewahren möchten. Nachfolgend sehen wir uns die Hauptvorteile dieser Diät an: 1. Gewichtsverlust und Körperfettreduktion Einer der Hauptgründe, warum sich viele Menschen für Carb Cycling entscheiden, ist seine Wirksamkeit bei der Förderung der Gewichtsabnahme und Körperfettreduktion. Durch den Wechsel von kohlenhydratreichen und kohlenhydratarmen Tagen wird der Körper insbesondere an kohlenhydratarmen Tagen dazu angeregt, Fettreserven als Energiequelle zu verbrennen. Mit diesem Ansatz können Sie Fett reduzieren, ohne

Muskelmasse zu opfern, was bei restriktiven Diäten oft ein Problem darstellt. 2. Erhaltung und Wachstum der Muskelmasse Im Gegensatz zu herkömmlichen kohlenhydratarmen Diäten können Sie mit Carb Cycling Ihre Muskelmasse erhalten und sogar steigern. An kohlenhydratreichen Tagen erhält der Körper die Energie, die er für intensive Trainingseinheiten benötigt, und fördert so die Proteinsynthese und das Muskelwachstum. Dies ist besonders wichtig für Sportler, Bodybuilder und alle, die sich einen definierteren und strafferen Körper wünschen. 3. Erhöhte Energie und sportliche Leistung Carb Cycling ermöglicht es Ihnen, die sportliche Leistung dank der strategischen Aufnahme von Kohlenhydraten zu maximieren. An intensiven Trainingstagen liefert der hohe Kohlenhydratgehalt die nötige Energie zur Leistungssteigerung, sodass Sie intensiver und über längere Zeiträume trainieren können. Dadurch erzielen Sie nicht nur bessere Ergebnisse, sondern beugen auch

Müdigkeit und Burnout vor, die mit einer zu restriktiven Ernährung einhergehen. 4. Flexibilität und Nachhaltigkeit Eins Einer der großen Vorteile von Carb Cycling ist seine Flexibilität. Im Gegensatz zu vielen Diäten, die starre und kontinuierliche Einschränkungen erfordern, können Sie mit Carb Cycling Ihre Kalorien- und Kohlenhydrataufnahme entsprechend Ihren persönlichen Bedürfnissen und spezifischen Zielen variieren. Diese Flexibilität erleichtert die langfristige Einhaltung der Diät und verringert das Risiko, sich benachteiligt oder unmotiviert zu fühlen.5. Stoffwechselunterstützung und Plateau-Prävention Carb Cycling trägt dazu bei, den Stoffwechsel aktiv zu halten und die Verlangsamung zu vermeiden, die oft bei längerer kalorienarmer Diät auftritt. Durch den Wechsel von Tagen mit hohem und niedrigem Kohlenhydratgehalt halten Sie Ihren Körper in einem ständigen „Überraschungszustand", verhindern Stoffwechselplateaus und fördern weiterhin die Gewichtsabnahme und Ihre gewünschte Körperzusammensetzung. 6. Verbesserte Insulinsensitivität Eine unterschiedliche Kohlenhydrataufnahme beim Carb Cycling kann die Insulinsensitivität verbessern und Ihnen helfen, den Blutzuckerspiegel besser zu kontrollieren. An kohlenhydratarmen Tagen kann der Körper Insulin effizienter nutzen, während an kohlenhydratreichen Tagen Insulin dazu beiträgt, die Glykogenspeicher wieder aufzufüllen, ohne übermäßige Blutzuckerspitzen zu verursachen. Diese Vorteile zeigen, dass die Carb Cycling Diät ein wirkungsvoller und vielseitiger Ansatz zur Verbesserung der Gesundheit, der Körperzusammensetzung und der körperlichen Leistungsfähigkeit sein kann. Leser, die diese Ernährungsstrategie übernehmen, können spürbare Ergebnisse bei gleichzeitiger Aufrechterhaltung einer ausgewogenen und nachhaltigen Ernährung erwarten.

DIE VERSCHIEDENEN ANSÄTZE ZUM CARB CYCLING

Carb Cycling ist kein allgemeingültiger Diätplan; Es handelt sich um eine flexible Strategie, die an unterschiedliche Ziele angepasst werden kann, sei es Gewichtsverlust, Steigerung der Muskelmasse oder Verbesserung der sportlichen Leistung. Sehen wir uns an, wie Carb Cycling für jeden dieser Zwecke angepasst werden kann. Carb-Cycling zur Gewichtsreduktion Carb-Cycling ist äußerst effektiv für diejenigen, die Gewicht verlieren möchten, insbesondere durch Reduzierung des Körperfetts. Bei diesem Ansatz besteht das Ziel darin, ein Kaloriendefizit zu erzeugen und gleichzeitig einen aktiven und nachhaltigen Stoffwechsel aufrechtzuerhalten. Low-Carb-Tage: Der Großteil der Woche ist Low-Carb-Tagen gewidmet, die die Fettverbrennung als primäre Energiequelle fördern. Während dieser Tage wird Insulin, das Hormon, das die Fettansammlung erleichtert, reduziert und der Körper wird dazu angeregt, gespeicherte Fettreserven zu nutzen. Tage mit hohem Kohlenhydratgehalt: Einige Tage in der Woche werden als Tage mit hohem Kohlenhydratgehalt bezeichnet, um die Glykogenspeicher wieder aufzufüllen und eine Verlangsamung des Stoffwechsels zu verhindern, die bei Langzeitdiäten häufig vorkommt. Diese Tage tragen auch zum Erhalt der Muskelmasse bei, die für eine gesunde und nachhaltige Gewichtsabnahme unerlässlich ist. Carb Cycling zur Steigerung der Muskelmasse Für alle, die ihre Muskelmasse steigern möchten, ist Carb Cycling ein wertvoller Verbündeter, da diese Strategie es Ihnen ermöglicht, Ihre Muskeln dann mit Kohlenhydraten zu versorgen, wenn sie diese am meisten benötigen, und so Wachstum und Erholung zu fördern. Tage mit hohem Kohlenhydratgehalt: Der größte Teil der Woche, insbesondere an Krafttrainingstagen, wird von einer hohen Kohlenhydrataufnahme geprägt sein. Dadurch wird den Muskeln die Energie zugeführt, die sie benötigen

Bewältigen Sie intensive Trainingseinheiten und fördern Sie die Proteinsynthese, die für das Muskelwachstum unerlässlich ist. Low-Carb-Tage: Auch zum Aufbau von Muskelmasse gibt es einige Low-Carb-Tage, im Allgemeinen an Ruhetagen oder an Tagen mit leichtem Training. Dies trägt dazu bei, eine ausgeglichene Kalorienbilanz aufrechtzuerhalten und eine übermäßige Fettansammlung während der Muskelaufbauphase zu vermeiden. Carb Cycling für sportliche Leistung Für Sportler kann Carb Cycling individuell angepasst werden, um die sportliche Leistung zu maximieren und eine konstante und nachhaltige Energieversorgung sicherzustellen, ohne die Körperzusammensetzung zu beeinträchtigen. Tage mit hohem Kohlenhydratgehalt: Sportler nehmen an intensiveren Trainingstagen oder kurz vor dem Wettkampf eine hohe Kohlenhydrataufnahme auf. Dadurch wird sichergestellt, dass die Glykogenspeicher gefüllt sind und die für die Leistung benötigte Energie bereitgestellt wird optimal und beugt Muskelermüdung vor. Low Carb-Tage: An weniger intensiven Trainings- oder Erholungstagen wird die Kohlenhydrataufnahme reduziert. Dies hilft Ihnen nicht nur, Ihr Gewicht und die gewünschte Körperzusammensetzung zu halten, sondern kann auch die Insulinsensitivität verbessern und die Kohlenhydratverwertung an Tagen mit hohem Kohlenhydratgehalt optimieren. Diese Ansätze zeigen, wie das Radfahren mit Kohlenhydraten auf das Erreichen bestimmter Ziele zugeschnitten werden kann, sei es das Abnehmen, der Aufbau von Muskelmasse oder die Verbesserung der sportlichen Leistung. Jede Methode ist darauf ausgelegt, die Vorteile von Kohlenhydraten optimal zu nutzen und gleichzeitig den Körper in einem Zustand des Gleichgewichts und der Optimierung zu halten.

ABSCHLUSS ZU DEN WICHTIGSTEN PUNKTEN UND ZUR ZUKUNFT

Zusammenfassung der wichtigsten Punkte In diesem Buch haben wir das Konzept des Carb Cycling gründlich untersucht und untersucht, wie diese Ernährungsstrategie zum Erreichen verschiedener Ziele eingesetzt werden kann, sei es Gewichtsabnahme, Aufbau von Muskelmasse oder Verbesserung der sportlichen Leistung. Wir haben gesehen, dass Carb Cycling: die Verwendung von Kohlenhydraten an intensiven Trainingstagen optimiert, die Energiereserven erhöht und die Leistung verbessert. Fördert die Fettverbrennung an kohlenhydratarmen Tagen und erleichtert so den Gewichtsverlust und die Muskeldefinition. Es verbessert die Flexibilität und Nachhaltigkeit der Ernährung, passt sich den persönlichen Bedürfnissen an und erleichtert die

Aufrechterhaltung langfristiger Ergebnisse. Unterstützt Muskelwachstum und Verhinderung des Verlusts von Muskelmasse dank der Synchronisierung der Kohlenhydrataufnahme mit körperlicher Aktivität. So integrieren Sie Kohlenhydrat-Radfahren in Ihren Lebensstil. Die Integration von Kohlenhydrat-Radfahren in Ihren Alltag muss nicht kompliziert sein. Hier sind einige praktische Schritte, die Ihnen den Einstieg erleichtern: Bewerten Sie Ihre Ziele: Bevor Sie beginnen, klären Sie Ihre Hauptziele: Gewicht verlieren, Muskelmasse aufbauen oder sportliche Leistung verbessern. Dies wird Ihnen bei der Auswahl des am besten geeigneten Carb Cycling-Plans helfen. Planen Sie Ihre Mahlzeiten: Organisieren Sie Ihre Woche anhand Ihrer Aktivitäten und teilen Sie die Tage in hohe, niedrige und moderate Kohlenhydrataufnahme ein. Wenn Sie Ihre Mahlzeiten im Voraus planen, können Sie den Plan einhalten und Ihre Ergebnisse optimieren. Seien Sie flexibel: Während Planung wichtig ist, ist es wichtig, eine gewisse Flexibilität beizubehalten. Wenn sich Ihre Bedürfnisse oder Ihr Zeitplan ändern, passen Sie Ihre Tage mit hohem oder niedrigem Kohlenhydratgehalt entsprechend an. Verfolgen Sie den Fortschritt: Verfolgen Sie Ihre Ergebnisse regelmäßig Verstehen Sie, was für Sie am besten funktioniert. Nehmen Sie Änderungen am Plan vor, basierend auf Ihren Fortschritten und dem Feedback Ihres Körpers. Tipps für die Zukunft Denken Sie beim Eintauchen in die Welt des Carb Cycling daran, dass jeder Körper einzigartig ist und dass das, was für den einen funktioniert, für den anderen möglicherweise nicht ideal ist. Hier sind einige Tipps für die Zukunft: Experimentieren Sie und passen Sie sich an: Scheuen Sie sich nicht, mit unterschiedlichen Häufigkeiten und Mengen an Kohlenhydraten zu experimentieren, um den Ansatz zu finden, der für Sie am besten funktioniert.

Carb Cycling ist eine vielseitige Strategie und der Schlüssel zum Erfolg liegt in der individuellen Anpassung. Behalten Sie das Gleichgewicht bei: Obwohl Kohlenhydrate eine zentrale Rolle beim Carb Cycling spielen, vergessen Sie nicht die Bedeutung einer ausgewogenen Ernährung, die Proteine, gesunde Fette, Vitamine und Mineralien enthält. Vernachlässigen Sie die Erholung nicht: Stellen Sie sicher, dass Sie Ihrem Körper die Zeit geben, die er braucht, um sich zu erholen, insbesondere an kohlenhydratarmen Tagen. Ruhe und Erholung sind für die Muskelregeneration und das allgemeine Wohlbefinden unerlässlich. Nutzen Sie das gewonnene Wissen: Nachdem Sie nun ein solides Verständnis von Carb Cycling haben, wenden Sie diese Prinzipien nicht nur auf Ihre Ernährung, sondern auch auf andere Aspekte Ihres Lebens an.

Ein flexibler und individueller Ansatz kann nachhaltige Vorteile für Gesundheit, Fitness und allgemeines Wohlbefinden bringen. Diese Schlussfolgerung fasst die Hauptkonzepte des Buches zusammen und bietet dem Leser einen klaren Weg, wie er Carb Cycling in seinen Lebensstil integrieren kann, und liefert praktische Vorschläge für die weitere Verbesserung und Anpassung der Strategie im Laufe der Zeit.

FRÜHSTÜCKS REZEPTE

PROTEIN-PFANNKUCHEN MIT KOKOSNUSS UND BANANE

Zubereitungszeit: 15 Minuten

Kochzeit: 10 Minuten

Portionen: 4

Zutaten

2 reife Bananen

100 g Hafermehl

2 Eier

50 ml Kokosmilch

1 Teelöffel Backpulver

1 Prise Salz

Kokosöl zum Einfetten der Pfanne

Vorbereitung

Die Bananen mit einer Gabel zerdrücken. In einer Schüssel Hafermehl, Backpulver und Salz vermischen. Eier, Kokosmilch und zerdrückte Bananen hinzufügen. Mischen, bis eine homogene Mischung entsteht. Eine beschichtete Pfanne erhitzen und mit Kokosöl einfetten. Geben Sie eine Kelle der Mischung in die Pfanne und backen Sie die Pfannkuchen auf jeder Seite etwa 2-3 Minuten lang oder bis sie goldbraun sind. Tipps: Für eine knusprige Note können Sie Trockenfrüchte oder Samen hinzufügen.

ENERGETISIERENDER GRÜNER SMOOTHIE MIT SPINAT UND AVOCADO

Zubereitung der Zutaten: 5-10 Minuten

Mixen: 1-2 Minuten

Gesamtzeit: 6-12 Minuten

Zutaten:

1 reife Avocado

1 Bund frischer Spinat

1 Banane

1/2 grüner Apfel

Saft einer halben Zitrone

1 Tasse Wasser oder pflanzliche Milch (Mandel, Kokos)

Eis (optional)

Chia- oder Leinsamen (optional)

Vorbereitung:

Zutaten waschen und vorbereiten: Spinat und Apfel gut waschen. Banane und Avocado schälen. Alles mixen: Alle Zutaten in den Mixer geben und glatt und homogen mixen. Wenn Sie eine dickere Konsistenz wünschen, fügen Sie weniger Flüssigkeit hinzu. Servieren: Gießen Sie Ihren Smoothie in ein Glas und garnieren Sie ihn mit ein paar Blättern frischer Minze oder Chiasamen. Variationen: Für einen süßeren Geschmack: Fügen Sie eine Dattel, eine Dattel oder einen Löffel Honig hinzu. Für eine exotische Note: Fügen Sie ein Stück Ananas oder Mango hinzu. gerieben oder eine Prise Kurkuma. Vorteile dieses Smoothies: Reich an Vitaminen und Mineralstoffen: Spinat ist eine ausgezeichnete Quelle für Eisen, Kalzium und Vitamin K, während Avocado reich an guten Fetten und Vitamin E ist. Ballaststoffquelle: Die in Spinat und Banane enthaltenen Ballaststoffe unterstützen die Verdauung und geben ein Sättigungsgefühl.

EIWEISSOMELETT MIT SPINAT UND KIRSCHTOMATEN

Zubereitungszeit: 15 Minuten

Kochzeit: 15 Minuten

Portionen: 2

Zutaten

4 Eiweiß

100 g frischer Spinat

50g Kirschtomaten

20 g geriebener Parmesan

1 Knoblauchzehe

Salz und Pfeffer nach Geschmack

Extra natives Olivenöl nach Geschmack

Vorbereitung

Spinat und Kirschtomaten waschen und
schneiden. Den Knoblauch in einer Pfanne
mit etwas Öl anbraten, dann den Spinat
dazugeben und weich werden lassen. In einer
Schüssel das Eiweiß mit einer Gabel schlagen
und Salz und Pfeffer hinzufügen. Die
Eiweißmischung mit dem Gemüse in die
Pfanne geben, Kirschtomaten und Parmesan
dazugeben. Bei schwacher Hitze zugedeckt
kochen, bis das Omelett gar ist. Tipps Sie
können das Omelett individuell gestalten,
indem Sie anderes Gemüse wie Pilze oder
Paprika hinzufügen. Heiß oder kalt
servieren.

HAFER-CHIA-SAMEN-PORRIDGE MIT BEEREN

Zubereitungszeit: 5 Minuten

Kochzeit: 5 Minuten

Portionen: 1

Zutaten

50g Haferflocken

1 Esslöffel Chiasamen

250 ml Milch (Pflanzen- oder Kuhmilch)

100 g gemischte Beeren

1 Teelöffel Honig (optional)

Zimtpulver nach Geschmack

Vorbereitung

In einer Schüssel Haferflocken, Chiasamen und Milch vermischen. Stellen Sie die Schüssel für 2-3 Minuten in die Mikrowelle oder in einen Topf auf den Herd, bis der Brei cremig ist. Beeren, Honig und Zimt hinzufügen. Gut mischen. Tipps Für eine knusprige Note können Sie Trockenfrüchte oder Samen hinzufügen. Wenn Sie einen dickeren Brei bevorzugen, geben Sie weniger Milch hinzu.

VOLLKORNTOAST MIT AVOCADO UND POCHIERTEM EI

Zubereitungszeit: 10 Minuten

Kochzeit: 5 Minuten

(Toast) + 3-4 Minuten (Ei)

Portionen: 2

Zutaten

2 Scheiben Vollkornbrot

1 reife Avocado

2 Eier

Weißer Essig

Salz und frisch gemahlener schwarzer Pfeffer

Extra natives Olivenöl

Vorbereitung

Toasten Sie das Brot: Erhitzen Sie eine beschichtete Pfanne und toasten Sie das Brot von beiden Seiten. Bereiten Sie das pochierte Ei zu: In einem Topf reichlich Salzwasser mit einem Löffel weißem Essig zum Kochen bringen. Schlagen Sie das Ei vorsichtig in eine kleine Schüssel und gießen Sie es in das kochende Wasser. 3-4 Minuten kochen lassen, bis das Eiweiß fest ist. Bereiten Sie die Avocado vor: Schneiden Sie die Avocado in zwei Hälften, entfernen Sie den Stein und schälen Sie das Fruchtfleisch. Mit einer Gabel leicht zerdrücken. Toast zusammenstellen: Die zerdrückte Avocado auf den gerösteten Toast legen. Legen Sie das pochierte Ei vorsichtig auf die Avocado. Mit Salz, frisch gemahlenem schwarzem Pfeffer und einem Schuss nativem Olivenöl extra würzen. Tipps Sie können nach Belieben weitere Gewürze hinzufügen, beispielsweise Sesam, Leinsamen oder Chiliflocken.

MANDELMEHL-BLAUBEER-MUFFINS

Zubereitungszeit: 20 Minuten

Kochzeit: 20-25 Minuten

Portionen: 6-8

Zutaten

100g Mandelmehl

50g Kokosmehl

3 Eier

50 g Erythrit (oder ein

anderer natürlicher Süßstoff)

1 Teelöffel Backpulver

1/2 Teelöffel Backpulver

1/4 Teelöffel Salz

125 ml Mandelmilch

1 Ei

125 g frische Blaubeeren

1 Esslöffel geschmolzenes Kokosöl

Vorbereitung

Den Backofen auf 180°C vorheizen. In einer
Schüssel Mehl, Backpulver, Natron und Salz
vermischen. In einer anderen Schüssel die
Eier mit dem Erythrit schlagen, bis die
Mischung schaumig wird. Mandelmilch und
Kokosöl hinzufügen und gut vermischen.
Kombinieren Sie die beiden Mischungen und
fügen Sie die Blaubeeren vorsichtig hinzu.
Die Masse in die mit Backpapier ausgelegten
Muffinformen füllen. 20–25 Minuten backen
oder bis es goldbraun ist. Tipps Sie können
die Blaubeeren durch andcrc Beeren oder
Trockenfrüchte ersetzen. Für eine
laktosefreie Variante verwenden Sie Kokos-
oder Hafermilch.

GRIECHISCHER JOGHURT MIT WALNÜSSEN UND HONIG

Zubereitungszeit: 5 Minuten

Portionen: 2

Zutaten

300 g griechischer Joghurt

90 g grob gehackte Walnüsse

2 Esslöffel Honig

Gemahlener Zimt nach Geschmack

Vorbereitung

Gießen Sie den griechischen Joghurt in eine Schüssel. Gehackte Walnüsse und Honig hinzufügen. Vorsichtig umrühren, um die Zutaten zu vermischen. Nach Belieben mit einer Prise Zimt bestreuen. Tipps Sie können das Rezept individuell gestalten, indem Sie frisches Obst wie Blaubeeren oder Erdbeeren hinzufügen. Für eine knusprige Note können Sie die Nüsse leicht rösten, bevor Sie sie zum Joghurt geben.

KRÄUTEROMELETT MIT FETA UND PAPRIKA

Zubereitungszeit: 10 Minuten

Kochzeit: 5 Minuten

Portionen: 1

Zutaten

2 Eier

1/2 rote Paprika

1/4 Zwiebel

30 g zerbröselter Feta

Eine Mischung aus frischen aromatischen Kräutern

gehackt (Petersilie, Basilikum, Oregano)

Salz und Pfeffer nach Geschmack

Extra natives Olivenöl

Vorbereitung

Die Eier in einer Schüssel mit einer Gabel verrühren, Salz und Pfeffer hinzufügen und die Paprika und die Zwiebel fein hacken. In einer beschichteten Pfanne einen Schuss Öl erhitzen und Paprika und Zwiebeln darin anbraten, bis sie weich sind. Die geschlagenen Eier in die Pfanne geben und bei mittlerer Hitze unter leichtem Rühren mit einem Spatel kochen, bis das Omelett gar ist. Den Feta und die Kräuter über das Omelett streuen und sofort servieren. Tipps Sie können nach Belieben auch anderes Gemüse verwenden, zum Beispiel Spinat oder Pilze. Für eine würzige Note fügen Sie gehackte frische Chilischote hinzu.

KOKOSMEHL-PFANNKUCHEN MIT AHORNSIRUP

Zubereitungszeit: 15 Minuten

Kochzeit: 10 Minuten

Portionen: 4

Zutaten

100g Kokosmehl

2 Eier

1 reife Banane

1/2 Teelöffel Backpulver

1 Prise Salz

Kokosmilch nach Geschmack holen

ein dicker Teig

Kokosöl zum Einfetten der Pfanne

Ahornsirup nach Geschmack zum Servieren

Vorbereitung

In einer Schüssel die Banane mit einer Gabel zerdrücken. Eier, Kokosmehl, Backpulver und Salz hinzufügen. Gut mischen. Nach und nach die Kokosmilch hinzufügen, bis ein dicker und cremiger Teig entsteht. Eine mit Kokosöl gefettete beschichtete Pfanne erhitzen. Für jeden Pfannkuchen eine Kelle Teig einfüllen und auf jeder Seite 2-3 Minuten backen, bis er goldbraun ist. Heiß mit Ahornsirup servieren. Tipps Für eine knusprige Note können Sie dem Teig Trockenfrüchte oder Samen hinzufügen. Servieren Sie Pfannkuchen mit frischem Obst oder zuckerfreier Marmelade.

PARFAIT AUS GRIECHISCHES JOGHURT MÜSLI UND ERDBEEREN

Zubereitungszeit: 5 Minuten

Portionen: 2

Zutaten

300 g griechischer Joghurt

90g Müsli

150g frische Erdbeeren

Vorbereitung

Gießen Sie eine Schicht griechischen Joghurt in ein Glas oder eine Tasse. Fügen Sie eine Schicht Müsli hinzu. Fügen Sie eine Schicht gehackte Erdbeeren hinzu. Wiederholen Sie die Schichten, bis Ihnen die Zutaten ausgehen. Nach Belieben mit einem Schuss Honig bestreuen. Tipps Sie können das Parfait mit anderen Beeren oder frischem Obst nach Ihrem Geschmack verfeinern. Für eine proteinreichere Variante können Sie dem Joghurt Chia- oder Leinsamen hinzufügen.

REZEPTE FÜR VORSPEISEN

BRUSCHETTAS AUS VOLLKORNBROT MIT KIRSCHTOMATEN UND BASILIKUM

Zubereitungszeit: 15 Minuten

Kochzeit: 5 Minuten

(zum Grillen von Brot)

Dosierung: 4 Personen

Zutaten:

1 Vollkornbaguette

250g Kirschtomaten

1 Knoblauchzehe

Frischer Basilikum nach Geschmack

Extra natives Olivenöl nach Geschmack

Salz und Pfeffer nach Geschmack

Vorbereitung:

Den Backofengrill vorheizen. Das Baguette in ca. 1 cm dicke Scheiben schneiden. Die Kirschtomaten waschen und halbieren. Reiben Sie die Brotscheiben mit Knoblauch ein. Die Brotscheiben auf einem Backblech anordnen und goldbraun grillen. In einer Schüssel Kirschtomaten, gehacktes Basilikum, Öl, Salz und Pfeffer vermischen. Das Dressing auf der heißen Bruschetta verteilen und servieren.

GEGRILLTE ZUCCHINIROLLE MIT RICOTTA UND WALNÜSSEN

Zubereitungszeit: 20 Minuten

Kochzeit: 15 Minuten

Dosierung: 4 Personen

Zutaten:

2 Zucchini

250g Ricotta

50g gehackte Walnüsse

Frischer Basilikum nach Geschmack

Salz und Pfeffer nach Geschmack

Extra natives Olivenöl nach Geschmack

Vorbereitung:

Die Zucchini waschen und in Längsscheiben
schneiden. Die Zucchinischeiben grillen, bis
sie weich sind. In einer Schüssel den Ricotta
mit den gehackten Walnüssen, gehacktem
Basilikum, Salz und Pfeffer vermischen.
Verteilen Sie die Ricotta-Mischung auf jeder
Scheibe gegrillter Zucchini. Die Zucchini
aufrollen und mit einem Zahnstocher
feststecken. Die Brötchen auf einem
Servierteller anrichten und mit etwas Öl
beträufeln.

GEKOCHTE EIER MIT LEICHTER MAYONNAISE

Zubereitungszeit: ca. 5 Minuten

Kochzeit: 10–12 Minuten für Eier

Dosierung der Zutaten für 4 Personen:

8 hartgekochte Eier

4 Esslöffel helle Mayonnaise

Salz und schwarzer Pfeffer nach Geschmack

Süßer Paprika

(optional, zum Garnieren)

Vorbereitung:

Die Eier in einen Topf geben und mit kaltem Wasser bedecken. Bringen Sie das Wasser zum Kochen, reduzieren Sie dann die Hitze und lassen Sie die Eier 10 bis 12 Minuten kochen. Lassen Sie sie abtropfen, kühlen Sie sie unter fließendem kaltem Wasser ab und schälen Sie sie dann. Die hartgekochten Eier der Länge nach halbieren. Entfernen Sie vorsichtig das Eigelb und geben Sie es in eine Schüssel. Das Eigelb mit einer Gabel zerdrücken und mit der hellen Mayonnaise, Salz und schwarzem Pfeffer verrühren, bis eine glatte Creme entsteht. Die Eihälften mit der vorbereiteten Eigelbcreme füllen. Mit einer Prise süßem Paprika garnieren (optional). Servieren Sie hartgekochte Eier mit leichter Mayonnaise als Vorspeise oder Snack.

CURRY-HÄHNCHENSPIESSE MIT JOGHURTSOSSE

Zubereitungszeit: ca. 20 Minuten

Kochzeit: 10-15 Minuten

Dosierung der Zutaten für 4 Personen:

500g Hähnchenbrust, in Würfel geschnitten

2 Esslöffel griechischer Joghurt

1 Esslöffel Currypulver

Saft von 1 Zitrone

Salz und schwarzer Pfeffer nach Geschmack

Holz für Spieße

(zuvor in Wasser eingeweicht)

Joghurtsauce

(siehe Vorbereitung unten)

Vorbereitung:

In einer Schüssel griechischen Joghurt, Currypulver, Zitronensaft, Salz und Pfeffer vermischen. Die Hähnchenwürfel zur Joghurtmarinade geben und mindestens 15–20 Minuten im Kühlschrank marinieren lassen. Die marinierten Hähnchenwürfel auf die Spieße stecken. Kochen Sie die Hähnchenspieße auf dem Grill oder in einer beschichteten Pfanne etwa 10 bis 15 Minuten lang, bis sie goldbraun und vollständig gegart sind. Bereiten Sie die Joghurtsauce zu, indem Sie griechischen Joghurt, etwas Currypulver und Zitronensaft vermischen. Die Hähnchenspieße heiß mit der Joghurtsauce als Dip servieren.

AUBERGINEN-ROLLATINI MIT RICOTTA UND SPINAT

Zubereitungszeit: ca. 30 Minuten

Kochzeit: 25–30 Minuten

Dosierung der Zutaten für 4 Personen:

2 mittelgroße Auberginen

250 g frischer Spinat

250 g Ricotta

1 Tasse Tomatensauce

1 Tasse geriebener Mozzarella-Käse

2 Esslöffel Olivenöl

Salz und schwarzer Pfeffer nach Geschmack

Frischer Basilikum zum Garnieren

Vorbereitung:

Den Backofen auf 180 °C (350 °F) vorheizen. Die Auberginen in lange, dünne Scheiben schneiden. Eine Pfanne mit Olivenöl erhitzen und die Auberginenscheiben anbraten, bis

sie weich und auf beiden Seiten leicht gebräunt sind. Lassen Sie sie auf saugfähigem Papier abtropfen, um überschüssiges Öl zu entfernen. In der Zwischenzeit den Spinat in einer separaten Pfanne kochen, bis er zusammenfällt. Lassen Sie sie abtropfen und drücken Sie sie aus, um überschüssiges Wasser zu entfernen. In einer Schüssel Ricotta und gekochten Spinat vermischen. Mit Salz und Pfeffer abschmecken. Nehmen Sie eine Auberginenscheibe, geben Sie einen Löffel der Spinat-Ricotta-Mischung hinzu und rollen Sie die Aubergine dann auf. Die Auberginen-Rollatini in einer Backform anrichten, mit Tomatensauce und geriebenem Mozzarella bedecken. Im vorgeheizten Ofen etwa 25–30 Minuten backen oder bis der Käse goldbraun und geschmolzen ist. Vor dem Servieren mit frischem Basilikum garnieren.

PUTENFLEISCHBÄLLCHEN MIT BASILIKUM

Zubereitungszeit: ca. 20 Minuten

Kochzeit: 15–20 Minuten

Dosierung der Zutaten für 4 Personen:

500 g gehacktes Putenfleisch

1/2 Tasse Semmelbrösel

(am besten ganz)

1/4 Tasse geriebener Parmesan

1/4 Tasse gehacktes frisches Basilikum

1 Ei

2 Knoblauchzehen gehackt

Salz und schwarzer Pfeffer nach Geschmack

2 Esslöffel Olivenöl zum Kochen

Vorbereitung:

In einer Schüssel das Putenhackfleisch, Semmelbrösel, Parmesankäse, frisches Basilikum, Ei, gehackten Knoblauch, Salz und Pfeffer vermischen. Gut vermischen, bis eine homogene Mischung entsteht. Aus der Mischung kleine Fleischbällchen formen. Das Olivenöl in einer beschichteten Pfanne bei mittlerer Hitze erhitzen. Putenfleischbällchen in der Pfanne goldbraun und vollständig garen, dabei gelegentlich wenden. Es dauert etwa 15–20 Minuten. Lassen Sie die Fleischbällchen auf saugfähigem Papier abtropfen, um überschüssiges Öl zu entfernen. Servieren Sie die Putenfleischbällchen mit Basilikum je nach Wunsch als Vorspeise oder Hauptgericht.

GERÄUCHERTER LACHS MIT FRISCHKÄSE UND GURKE

Zubereitungszeit: ca. 15 Minuten

Kochzeiten: Kein Kochen

Dosierung der Zutaten für 4 Personen:

200 g geräucherter Lachs (Scheiben oder Steaks)

150 g Frischkäse

mit reduziertem Fettgehalt

1 Gurke, in dünne Scheiben geschnitten

2 Esslöffel fein gehackte rote Zwiebel

Saft von 1 Zitrone

Salz und schwarzer Pfeffer nach Geschmack

Frischer Dill zum Garnieren (optional)

Vorbereitung:

In einer Schüssel den Frischkäse mit der gehackten roten Zwiebel, Zitronensaft, Salz und schwarzem Pfeffer glatt rühren. Die geräucherten Lachsscheiben oder Steaks auf einem Servierteller verteilen. Den Frischkäse auf der Oberfläche des Lachses verteilen. Die dünnen Gurkenscheiben auf den Frischkäse legen. Mit frischem Dill garnieren (optional). Falten Sie den Räucherlachs nach Belieben zusammen oder lassen Sie ihn offen. Servieren Sie geräucherten Lachs mit Frischkäse und Gurke als Vorspeise oder Snack.

AVOCADO GEFÜLLTE MIT THUNFISCH UND SCHWARZEN OLIVEN

Zubereitungszeit: ca. 15 Minuten

Kochzeiten: Kein Kochen

Dosierung der Zutaten für 4 Personen:

2 reife Avocados, halbiert und entkernt, 150 g Thunfisch aus der Dose, abgetropft

1/4 Tasse entkernte schwarze Oliven, gehackt, 2 Esslöffel fein gehackte rote Zwiebel, Saft einer Limette, Salz und schwarzer Pfeffer nach Geschmack

Vorbereitung:

In einer Schüssel den abgetropften Thunfisch, gehackte schwarze Oliven, gehackte rote Zwiebeln, Limettensaft, Salz und schwarzen Pfeffer vermischen. Füllen Sie die Hohlräume der Avocados mit der Mischung aus Thunfisch und schwarzen Oliven. Servieren Sie gefüllte Avocados mit Thunfisch und schwarzen Oliven als Vorspeise oder Snack.

MELONE EINGEWICKELT ROHERSCHINKEN

Zubereitungszeit: ca. 10 Minuten

Kochzeiten: Kein Kochen

Dosierung der Zutaten für 4 Personen:

1 reife Melone

8 Scheiben Rohschinken

Frische Minzblätter für

Garnitur (optional)

Vorbereitung:

Die Melone halbieren, entkernen und schälen, dann je nach Wunsch in dünne Scheiben oder Spalten schneiden. Jede Melonenscheibe oder -spalte mit einer Scheibe Rohschinken umwickeln. Für einen Hauch Frische nach Belieben mit frischen Minzblättern garnieren. Servieren Sie die in Rohschinken gewickelte Melone als Vorspeise oder Snack.

THUNFISCH-TARTAR MIT AVOCADO

Zubereitungszeit: ca. 20 Minuten

(Kühlzeit inklusive)

Kochzeiten: Kein Kochen

Dosierung der Zutaten für 4 Personen:

300 g frischer Thunfisch, in kleine Würfel geschnitten

2 reife Avocados, in Würfel geschnitten

1/4 rote Zwiebel, fein gehackt

Saft von 1 Limette

2 Esslöffel natives Olivenöl extra

Salz und schwarzer Pfeffer nach Geschmack

Gehackte frische Chilischote (optional)

Frische Korianderblätter

zum Garnieren (optional)

Vorbereitung:

In einer Schüssel den gewürfelten Thunfisch mit Avocado, gehackten roten Zwiebeln, Limettensaft, Olivenöl, Salz und schwarzem Pfeffer vermischen. Fügen Sie gehackte frische Chilischote hinzu, wenn Sie einen Hauch von Schärfe wünschen. Decken Sie die Schüssel ab und stellen Sie sie für etwa 15–20 Minuten in den Kühlschrank, damit sich die Aromen vermischen. Zum Servieren das Thunfischtatar nach Wunsch mit frischen Korianderblättern garnieren. Servieren Sie Thunfisch-Tartar mit Avocado als Vorspeise oder leichtes Hauptgericht.

GEGRILLTE ZUCCHINI MIT PESTO AUS GETROCKNETEN TOMATEN

Zubereitungszeit: ca. 15 Minuten

Kochzeit: 10-15 Minuten

(zum Grillen der Zucchini)

Dosierung der Zutaten für 4 Personen:

4 mittelgroße Zucchini

1/4 Tasse getrocknete Tomaten in Öl

2 Esslöffel gehackte Walnüsse

2 Esslöffel geriebener Parmesan

2 Esslöffel natives Olivenöl extra

Saft von 1/2 Zitrone

Salz und schwarzer Pfeffer nach Geschmack

Frische Basilikumblätter

zum Garnieren (optional)

Vorbereitung:

Den Grill auf mittlere bis hohe Hitze vorheizen. Die Zucchini in lange Scheiben schneiden, mit etwas Olivenöl bestreichen und grillen, bis sie zart und leicht gebräunt sind. In der Zwischenzeit in einer Küchenmaschine die getrockneten Tomaten mit Öl, gehackten Walnüssen, geriebenem Parmesan, Zitronensaft, Olivenöl, Salz und schwarzem Pfeffer cremig pürieren. Die gegrillten Zucchini auf einer Servierplatte anrichten. Das Pesto aus sonnengetrockneten Tomaten über die Zucchini gießen. Mit frischen Basilikumblättern garnieren (optional). Servieren Sie die gegrillte Zucchini mit sonnengetrocknetem Tomatenpesto als Vorspeise oder Beilage.

GEBACKENE AUBERGINEN MIT TOMATEN UND MOZZARELLA

Zubereitungszeit: ca. 30 Minuten

Kochzeit: 30–35 Minuten

Dosierung der Zutaten für 4 Personen:

2 mittelgroße Auberginen

2 Tassen Tomatensauce

200 g Mozzarella, in Würfel geschnitten

1/4 Tasse geriebener Parmesan

2 Esslöffel Olivenöl

Salz und schwarzer Pfeffer nach Geschmack

Frische Basilikumblätter zum Garnieren

Vorbereitung:

Den Backofen auf 180 °C (350 °F) vorheizen. Die Auberginen der Länge nach in dünne Scheiben schneiden. In einer beschichteten Pfanne die Auberginenscheiben in Olivenöl von beiden Seiten goldbraun anbraten. In einer Backform eine Schicht Tomatensauce verteilen. Auf jeden Löffel Sauce eine Auberginenscheibe legen und mit Mozzarellawürfeln belegen. Wiederholen Sie den Vorgang, bis Ihnen die Zutaten ausgehen, und tragen Sie zum Abschluss eine letzte Schicht Soße auf. Den geriebenen Parmesankäse darüber streuen. Im vorgeheizten Ofen etwa 30–35 Minuten backen oder bis der Käse goldbraun und geschmolzen ist. Vor dem Servieren mit frischen Basilikumblättern garnieren.

GURKEN GEFÜLLTE

MIT LACHS UND KÄSE

Zubereitungszeit: ca. 15 Minuten

Kochzeiten: Kein Kochen

Dosierung der Zutaten für 4 Personen:

4 Gurken

200 g geräucherter Lachs,

in dünne Streifen schneiden

100 g leichter Streichkäse

1 Esslöffel gehackter Schnittlauch

Saft von 1/2 Zitrone

Salz und schwarzer Pfeffer nach Geschmack

Frischer Dill zum Garnieren (optional)

Vorbereitung:

Die Gurken waschen und in Streifen schneiden, einige Schalenstreifen zur Dekoration übrig lassen. Jede Gurke der Länge nach halbieren und mit einem Teelöffel aushöhlen, um die Kerne zu entfernen. In einer Schüssel den hellen Frischkäse mit gehacktem Schnittlauch, Zitronensaft, Salz und schwarzem Pfeffer vermischen. Füllen Sie jede Gurkenhälfte mit der Käsemischung. Jede Gurke mit Räucherlachsstreifen umwickeln. Mit frischem Dill garnieren (optional). Servieren Sie mit Lachs und Käse gefüllte Gurken als Vorspeise oder Snack.

PILZE GEFÜLLTE MIT WURST UND KÄSE

Zubereitungszeit: ca. 30 Minuten

Kochzeit: 20–25 Minuten

Dosierung der Zutaten für 4 Personen:

12 große Champignons

200 g zerbröckelte Wurst

1/2 Tasse Ricotta-Käse

1/4 Tasse geriebener Parmesan

2 Esslöffel gehackte frische Petersilie

1 Knoblauchzehe fein gehackt

Salz und schwarzer Pfeffer nach Geschmack

Semmelbrösel zum Garnieren

Vorbereitung:

Die Pilze waschen und die Stiele entfernen. Die zerbröckelte Wurst in einer Pfanne kochen, bis sie gut gegart ist, dann abgießen, um überschüssiges Öl zu entfernen. In einer Schüssel die Brühwurst mit Ricotta, geriebenem Parmigiano-Reggiano-Käse, gehackter frischer Petersilie, gehacktem Knoblauch, Salz und schwarzem Pfeffer vermischen. Die Pilze mit der Wurst-Käse-Mischung füllen. Die gefüllten Champignons mit etwas Semmelbröseln bestreuen. Die gefüllten Champignons auf ein leicht gefettetes Backblech legen. Im vorgeheizten Ofen bei 180 °C (350 °F) etwa 20–25 Minuten backen oder bis die Pilze weich und die Semmelbrösel goldbraun sind. Servieren Sie die mit Wurst und Käse gefüllten Pilze als Vorspeise oder Beilage.

MARINIERTE OLIVEN MIT KNOBLAUCH UND ROSMARIN

Zubereitungszeit: ca. 10 Minuten

Kochzeiten: Kein Kochen

Dosierung der Zutaten für 4 Personen:

2 Tassen grüne oder schwarze Oliven (ohne Stein)

2 Knoblauchzehen, in dünne Scheiben geschnitten

2 Zweige frischer Rosmarin

1/4 Tasse natives Olivenöl extra

Geriebene Zitronenschale (optional)

Schwarzer Pfeffer nach Geschmack

Vorbereitung:

In einer Schüssel die Oliven mit dünn geschnittenem Knoblauch, frischen Rosmarinzweigen und abgeriebener Zitronenschale vermischen (wenn Sie einen Hauch von Frische wünschen). Gießen Sie das native Olivenöl extra über die Oliven und vermischen Sie es gut, um sie gleichmäßig zu bedecken. Fügen Sie nach Belieben schwarzen Pfeffer hinzu, um dem Gericht einen Hauch von Schärfe zu verleihen. Decken Sie die Schüssel ab und lassen Sie sie mindestens 30 Minuten oder länger im Kühlschrank marinieren, damit sich die Aromen entfalten. Vor dem Servieren die Rosmarinzweige entfernen. Servieren Sie die marinierten Oliven als Vorspeise oder Snack.

ZUCCHINI-KRAPFEN MIT AROMATISCHEN KRÄUTERN

Zubereitungszeit: ca. 20 Minuten

Kochzeit: 10-15 Minuten

Dosierung der Zutaten für 4 Personen:

2 mittelgroße Zucchini

2 Eier

1/4 Tasse Mandelmehl (oder anderes kohlenhydratarmes Mehl)

2 Esslöffel geriebener Parmesan

2 Esslöffel gehackte frische Kräuter (z.B. Petersilie, Basilikum, Schnittlauch)

Salz und schwarzer Pfeffer nach Geschmack

Olivenöl zum Kochen

Vorbereitung:

Reiben Sie die Zucchini und drücken Sie sie aus, um überschüssiges Wasser zu entfernen. In einer Schüssel die Eier verquirlen und dann die geriebenen Zucchini, das Mandelmehl, den geriebenen Parmigiano-Reggiano-Käse und die gehackten frischen aromatischen Kräuter hinzufügen. Gut vermischen, bis eine homogene Mischung entsteht. Eine beschichtete Pfanne mit etwas Olivenöl bei mittlerer Hitze erhitzen. Für jeden Pfannkuchen einen gehäuften Esslöffel der Zucchinimischung in die Pfanne geben. Die Zucchini-Küchlein auf jeder Seite etwa 3–4 Minuten braten, bis sie goldbraun und gar sind. Lassen Sie sie auf saugfähigem Papier abtropfen, um überschüssiges Öl zu entfernen. Servieren Sie die Zucchini-Küchlein mit Kräutern als Vorspeise oder Beilage.

GEGRILLTE GARNELENSPISSE

Zubereitungszeit: ca. 20 Minuten

(Marinierungszeit inbegriffen)

Kochzeit: 5-7 Minuten

Dosierung der Zutaten für 4 Personen:

500 g große Garnelen, geschält und gereinigt

Saft von 1 Zitrone

2 Esslöffel Olivenöl

2 Knoblauchzehen fein gehackt

1 Teelöffel süßer Paprika

Salz und schwarzer Pfeffer nach Geschmack

Frische Rosmarinzweige

für die Spieße (optional)

Vorbereitung:

In einer Schüssel Zitronensaft, Olivenöl, gehackten Knoblauch, süßes Paprikapulver, Salz und schwarzen Pfeffer zu einer Marinade vermischen. Die Garnelen zur Marinade geben und gut vermischen, um sie gleichmäßig zu bedecken. Im Kühlschrank mindestens 15–20 Minuten marinieren lassen. Den Grill auf mittlere bis hohe Hitze vorheizen. Die marinierten Garnelen in die Rosmarinzweige oder auf zuvor in Wasser eingeweichte Holzspieße stecken. Grillen Sie die Garnelenspieße etwa 2-3 Minuten pro Seite oder bis sie rosa und durchgegart sind. Servieren Sie die gegrillten Garnelenspieße als Vorspeise oder Hauptgericht.

GUACAMOLE MIT ZUCCHINI-CHIPS

Zubereitungszeit: ca. 15 Minuten

Kochzeit: 10-12 Minuten

Dosierung der Zutaten für 4 Personen:

4 mittelgroße Zucchini

2 reife Avocados

Saft von 2 Zitronen

1 Tomate, geschält und gehackt

1/4 rote Zwiebel, fein gehackt

2 Knoblauchzehen fein gehackt

1/4 Tasse gehackter frischer Koriander

Salz und schwarzer Pfeffer nach Geschmack

Gehackte frische Chilischote (optional)

Vorbereitung:

Den Backofen auf 180 °C (350 °F) vorheizen. Die Zucchinischeiben in dünne Scheiben schneiden, auf ein Backblech legen, mit etwas Olivenöl bestreichen und im vorgeheizten Backofen etwa 10–12 Minuten knusprig garen. Nach der Hälfte der Garzeit die Scheiben umdrehen. Während die Zucchini kochen, bereiten Sie die Guacamole zu. In einer Schüssel die Avocados mit einer Gabel zerdrücken und mit Zitronensaft, gehackten Tomaten, roten Zwiebeln, gehacktem Knoblauch, frischem Koriander, Salz und schwarzem Pfeffer vermischen. Fügen Sie gehackte frische Chilischote hinzu, wenn Sie eine würzige Note wünschen. Sobald Sie fertig sind, servieren Sie die knusprigen Zucchinichips mit Guacamole als Vorspeise oder Snack.

GEKOCHTE WACHTELEIER MIT SALZ UND PFEFFER

Zubereitungszeit: ca. 5 Minuten

Kochzeit: 3-4 Minuten

Dosierung der Zutaten für 4 Personen:

16 Wachteleier

Salz und schwarzer Pfeffer nach Geschmack

Meersalzflocken für

Präsentation (optional)

Vorbereitung:

In einem Topf etwas Wasser zum Kochen bringen und eine Prise Salz hinzufügen. Tauchen Sie die Wachteleier vorsichtig mit einem Schaumlöffel in das kochende Wasser. Kochen Sie die Wachteleier 3-4 Minuten lang, um hartgekochte Eier zu erhalten. Lassen Sie sie dann abtropfen und tauchen Sie sie in kaltes Wasser, um das Kochen zu stoppen. Nach dem Abkühlen die Wachteleier schälen. Jedes Wachtelei halbieren, mit einer Prise Salz und schwarzem Pfeffer bestreuen. Wenn Sie eine elegante Präsentation wünschen, können Sie etwas Meersalzflocken über die Eier streuen. Servieren Sie hartgekochte Wachteleier als Vorspeise oder Snack.

KÄSEKUGELN MIT WALNÜSSEN

Zubereitungszeit: ca. 15 Minuten

Kochzeiten: Kein Kochen

Dosierung der Zutaten für 4 Personen:

200 g Frischkäse

mit reduziertem Fettgehalt

1/2 Tasse gehackte Walnüsse

2 Esslöffel Schnittlauch

fein gehackt

Schwarzer Pfeffer nach Geschmack

Vorbereitung:

In einer Schüssel den fettarmen Frischkäse mit gehackten Walnüssen, fein gehacktem Schnittlauch und einer großzügigen Prise schwarzem Pfeffer vermischen. Gut vermischen, bis eine homogene Mischung entsteht. Nehmen Sie kleine Portionen der Mischung und formen Sie mit den Händen kleine Käsebällchen. Die Käsebällchen auf einem Servierteller anrichten. Nach Belieben zusätzlich mit schwarzem Pfeffer oder Schnittlauch zur Dekoration bestreuen. Servieren Sie die Käsebällchen mit Nüssen als Vorspeise oder Snack.

BRUSCHETTA MIT TOMATEN UND BASILIKUM AUF VOLLKORNBROT

Zubereitungszeit: 15 Minuten

Dosierung der Zutaten für 4 Personen:

4 Scheiben Vollkornbrot

(ca. 1cm dick)

2 reife Tomaten, 1-2 Knoblauchzehen

Frische Basilikumblätter

Extra natives Olivenöl

Salz und schwarzer Pfeffer nach Geschmack

Vorbereitung

Machen Sie das Brot: Heizen Sie den Ofengrill vor oder rösten Sie das Vollkornbrot mit einem Grill, bis es auf beiden Seiten goldbraun ist. Sie können das Brot auch in einer beschichteten Pfanne mit etwas Olivenöl rösten. Tomaten vorbereiten: Die Tomaten waschen und in kleine Würfel schneiden. Entfernen Sie die Kerne, damit

die Bruschetta nicht zu feucht wird.
Aromatisiertes Olivenöl: In einer kleinen
Schüssel 2-3 Esslöffel natives Olivenöl extra
mit einer fein gehackten Knoblauchzehe
vermischen. Für einen intensiveren
Geschmack lassen Sie den Knoblauch mit
dem Öl durchziehen. Stellen Sie die
Bruschettas zusammen: Reiben Sie eine
weitere Knoblauchzehe leicht auf die
Oberfläche der gerösteten Brotscheiben.
Dadurch erhält das Brot einen Hauch
Knoblauchgeschmack. Die Tomatenwürfel
gleichmäßig auf den gerösteten Brotscheiben
verteilen. Geben Sie ein paar frische
Basilikumblätter über die Tomaten. Mit Salz
und Pfeffer abschmecken. Das aromatisierte
Olivenöl über die gesamte Bruschetta
träufeln. Servieren und genießen: Die
Bruschetta auf einem Servierteller anrichten.
Sofort als Vorspeise mit moderatem
Kohlenhydratgehalt servieren.

CROSTINI MIT HUMMUS UND GETROCKNETE TOMATEN

Zubereitungszeit: ca. 10–15 Minuten

Kochzeiten: Kein Kochen

Dosierung der Zutaten für 4 Personen:

1 Vollkornbaguette oder 4-6 Scheiben Vollkornbrot

1 Tasse Hummus

1/2 Tasse getrocknete Tomaten in Öl,

abtropfen lassen und in Streifen schneiden

Frische Basilikumblätter zum Garnieren (optional)

Extra natives Olivenöl

Salz und schwarzer Pfeffer nach Geschmack

Vorbereitung:

Heizen Sie den Backofengrill vor oder rösten Sie das Vollkornbrot mit einem Grill auf beiden Seiten goldbraun. Auf jeden Crostini eine großzügige Menge Hummus verteilen. Die getrockneten Tomatenstreifen auf den Hummus legen. Mit Salz und Pfeffer abschmecken. Nach Belieben mit frischen Basilikumblättern garnieren. Die Croutons auf einem Servierteller anrichten. Servieren Sie sie als Vorspeise oder Snack.

HÜHNERFLEISCHBÄLLCHEN

MIT BBQ-SAUCE

Zubereitungszeit: ca. 15–20 Minuten

Kochzeit: Ungefähr 10–15 Minuten

Dosierung der Zutaten für 4 Personen:

500 g gehacktes Hühnerfleisch

1/2 Zwiebel, fein gehackt

1 Knoblauchzehe, fein gehackt

1 Ei

1/4 Tasse Semmelbrösel oder Mehl

Mandeln (für Fleischbällchen).

Low Carb)

2 Esslöffel gehackte frische Petersilie

Salz und schwarzer Pfeffer nach Geschmack

Olivenöl zum Kochen

Vorbereitung:

In einer Schüssel das gemahlene Huhn, die gehackte Zwiebel, den gehackten Knoblauch, das Ei, Semmelbrösel oder Mandelmehl, gehackte frische Petersilie, Salz und schwarzen Pfeffer vermischen. Gut vermischen, bis eine homogene Mischung entsteht. Nehmen Sie kleine Portionen der Mischung und formen Sie runde, kompakte Fleischbällchen. In einer beschichteten Pfanne etwas Olivenöl bei mittlerer Hitze erhitzen. Die Fleischbällchen goldbraun und gar garen, dabei gelegentlich wenden. Es dauert etwa 10-15 Minuten. Servieren und genießen: Servieren Sie die Hähnchenfleischbällchen mit BBQ-Sauce als Vorspeise oder Hauptgericht.

KARTOFFELSALAT MIT GRIECHISCHEM JOGHURT UND SENF

Zubereitungszeit: ca. 15–20 Minuten

Kochzeit: Ungefähr 15–20 Minuten

Dosierung der Zutaten für 4 Personen:

500 g gelbfleischige Kartoffeln, geschält und in Würfel geschnitten

1/2 Tasse griechischer Joghurt

1 Esslöffel Dijon-Senf

2 Esslöffel helle Mayonnaise

2 Esslöffel fein gehackte rote Zwiebel

2 Esslöffel fein gehackte Gewürzgurken

Salz und schwarzer Pfeffer nach Geschmack

Gehackte frische Petersilie zum Garnieren (optional)

Vorbereitung:

Die Kartoffelwürfel in leicht gesalzenem Wasser kochen, bis sie weich sind, dann abgießen und abkühlen lassen. In einer großen Schüssel griechischen Joghurt, Dijon-Senf, Mayonnaise, gehackte rote Zwiebeln, gehackte Gurken, Salz und schwarzen Pfeffer vermischen. Die abgekühlten Kartoffeln zur Gewürzmischung geben und vorsichtig umrühren, bis die Kartoffeln gleichmäßig bedeckt sind. Nach Belieben mit gehackter frischer Petersilie garnieren. Decken Sie den Salat ab und lassen Sie ihn vor dem Servieren mindestens eine Stunde im Kühlschrank abkühlen. Servieren Sie Kartoffelsalat als Beilage oder leichtes Hauptgericht.

CHICKEN-WRAPS MIT GEGRILLTEM GEMÜSE

Zubereitungszeit: ca. 20–25 Minuten

Kochzeit: Ungefähr 10–15 Minuten

Dosierung der Zutaten für 4 Personen:

Für das marinierte Hähnchen:

500 g Hähnchenbrust in Streifen schneiden

2 Esslöffel Olivenöl

2 Esslöffel Zitronensaft

1 Knoblauchzehe fein gehackt

1 Teelöffel süßer Paprika

Salz und schwarzer Pfeffer nach Geschmack

Für das Grillgemüse:

Eine Auswahl an Gemüse wie Paprika,

Zucchini und Zwiebeln, in Streifen
geschnitten

Olivenöl zum Marinieren

Salz und schwarzer Pfeffer nach Geschmack

Zum Würzen und Zusammenstellen:

4 Vollkorn-Tortillas oder Wraps

Salatblätter

Tzatziki-Sauce oder Saucenbasis

griechischer Joghurt (optional)

Vorbereitung:

Für das marinierte Hähnchen: In einer Schüssel Olivenöl, Zitronensaft, gehackten Knoblauch, süßes Paprikapulver, Salz und schwarzen Pfeffer vermischen. Die Hähnchenbruststreifen dazugeben und mindestens 15–20 Minuten marinieren lassen. Für das Grillgemüse: Die Gemüsestreifen mit Olivenöl, Salz und Pfeffer marinieren. Gemüse grillen, bis es zart und leicht rauchig ist. Zum Würzen und Zusammenstellen:

Das marinierte Hähnchen in einer Pfanne oder auf dem Grill kochen, bis es gar und goldbraun ist. Vollkorn-Tortillas aufwärmen. Geben Sie für jede Tortilla ein paar Salatblätter, gegrilltes Hähnchen, gegrilltes Gemüse und einen großzügigen Klecks Tzatziki-Sauce oder einen anderen Dip auf griechischer Joghurtbasis (falls gewünscht). Rollen Sie die Tortilla, um den Wrap zu erhalten. Servieren Sie die Chicken Wraps mit gegrilltem Gemüse als Hauptgericht oder Snack.

SÜSSKARTOFFEL-NACHOS MIT AVOCADO-SAUCE

Zubereitungszeit: ca. 15–20 Minuten

Kochzeit: Ungefähr 20–25 Minuten

Dosierung der Zutaten für 4 Personen:

Für die Süßkartoffel-Nachos:

2 große Süßkartoffeln, geschält und in dünne Scheiben geschnitten

2 Esslöffel Olivenöl

Salz, schwarzer Pfeffer und geräuchertes Paprikapulver nach Geschmack

Für die Avocadosauce:

2 reife Avocados, geschält und entkernt

Saft von 1 Zitrone

1 Knoblauchzehe fein gehackt

1/4 rote Zwiebel fein gehackt

Salz und schwarzer Pfeffer nach Geschmack

Frische Korianderblätter zum Garnieren

Vorbereitung:

Für die Süßkartoffel-Nachos: Den Backofen auf 200 °C vorheizen. In einer Schüssel die Süßkartoffelscheiben mit Olivenöl, Salz, schwarzem Pfeffer und geräuchertem Paprika vermengen, bis sie gut bedeckt sind. Die Kartoffelscheiben auf einem mit Backpapier ausgelegten Backblech verteilen. 20–25 Minuten backen oder bis die Süßkartoffeln knusprig sind. Für die Avocado-Salsa: In einer Schüssel die Avocados mit einer Gabel zerdrücken.

Fügen Sie Zitronensaft, gehackten
Knoblauch, gehackte rote Zwiebeln, frische
Chilischote (wenn Sie eine würzige Note
wünschen), Salz und schwarzen Pfeffer
hinzu. Gut verrühren, bis eine cremige Soße
entsteht. Zubereitung: Die Süßkartoffel-
Nachos auf einer Servierplatte anrichten.
Mit Avocadosalsa und Nachos servieren. Mit
frischen Korianderblättern garnieren. Als
Vorspeise oder Snack servieren.

QUINOA-SALAT MIT GEBRATENEM GEMÜSE

Zubereitungszeit: ca. 20–25 Minuten

Kochzeit: Ungefähr 25–30 Minuten

Dosierung der Zutaten für 4 Personen:

Für den Quinoa-Salat:

1 Tasse Quinoa

2 Tassen Wasser oder Gemüsebrühe

2 Tassen gemischtes Gemüse (wie Paprika, Zucchini, Tomaten, Zwiebeln), in Würfel schneiden

2 Esslöffel Olivenöl

Salz und schwarzer Pfeffer nach Geschmack

Zum Würzen:

3 Esslöffel Olivenöl

Saft von 1 Zitrone

1 Teelöffel Honig oder Ahornsirup

Salz und schwarzer Pfeffer nach Geschmack

Frische Petersilienblätter zum Garnieren

Vorbereitung:

Für den Quinoa-Salat: Spülen Sie den Quinoa unter fließend kaltem Wasser ab. In einem Topf 2 Tassen Wasser oder Gemüsebrühe zum Kochen bringen. Quinoa dazugeben, abdecken und die Hitze auf niedrige Stufe reduzieren. 15–20 Minuten kochen lassen oder bis die Quinoa die Flüssigkeit aufgenommen hat und gar ist. Während die Quinoa kocht, erhitzen Sie 2 Esslöffel Olivenöl in einer Pfanne und kochen Sie das gewürfelte Gemüse, bis es zart und leicht geröstet ist. Wenn die Quinoa fertig ist, lockern Sie sie mit einer Gabel auf und lassen Sie sie abkühlen.

Für das Dressing: In einer Schüssel Olivenöl, Zitronensaft, Honig oder Ahornsirup, Salz und schwarzen Pfeffer vermischen. Zubereitung: In einer großen Schüssel die gekochte und abgekühlte Quinoa mit dem gerösteten Gemüse vermischen. Das Dressing über den Salat gießen und gut vermischen. Mit frischen Petersilienblättern garnieren. Servieren Sie den Quinoa-Salat als Hauptgericht oder Beilage.

RÄUCHERLACHSRÖLLEN MIT KÄSE

Zubereitungszeit: ca. 15–20 Minuten

Kochzeiten: Kein Kochen

Dosierung der Zutaten für 4 Personen:

200 g Räucherlachs (in dünne Scheiben geschnitten)

200 g Frischkäse (Sie können verwenden Streichkäse nach Wahl)

Frischer Schnittlauch (zum Garnieren, optional)

Gemahlener schwarzer Pfeffer nach Geschmack

Zitrone (zum Garnieren, optional)

Vorbereitung:

Die Räucherlachsscheiben auf einer sauberen Arbeitsfläche auslegen. Jede Lachsscheibe mit Frischkäse bestreichen. Zu jeder Scheibe eine Prise gemahlenen schwarzen Pfeffer hinzufügen. Wenn Sie möchten, können Sie den Käse mit etwas gehacktem frischem Schnittlauch bestreuen. Rollen Sie den Lachs mit dem Käse darin vorsichtig zu Rollen. Die Brötchen nach Belieben halbieren oder in mundgerechte Stücke schneiden. Nach Belieben mit Zitronenscheiben garnieren.

KICHERERBSENFLEISCHBÄLLCHEN MIT JOGHURTSAUCE

Zubereitungszeit: ca. 15–20 Minuten

Kochzeit: Ungefähr 15–20 Minuten

Dosierung der Zutaten für 4 Personen:

Für die Kichererbsenfleischbällchen:

2 Dosen Kichererbsen, abgetropft und abgespült

1/2 rote Zwiebel, fein gehackt

2 Knoblauchzehen, fein gehackt

2 Esslöffel gehackte frische Petersilie

1 Teelöffel Kreuzkümmelpulver

1 Teelöffel süßer Paprika

Salz und schwarzer Pfeffer nach Geschmack

2 Esslöffel Kichererbsenmehl (oder anderes Mehl

nach Belieben) für den Teig

Olivenöl zum Kochen

Für die Joghurtsauce:

1 Tasse griechischer Joghurt

Saft von 1/2 Zitrone

1 Teelöffel Honig oder Ahornsirup

Salz und schwarzer Pfeffer nach Geschmack

Gehackte frische Petersilie zum Garnieren

Vorbereitung:

Für die Kichererbsenfleischbällchen: In einer Küchenmaschine die abgetropften Kichererbsen, die gehackten roten Zwiebeln, den gehackten Knoblauch, die gehackte frische Petersilie, den gemahlenen Kreuzkümmel, den süßen Paprika, das Salz und den schwarzen Pfeffer vermischen, bis eine homogene Masse entsteht.

Das Kichererbsenmehl hinzufügen und verrühren, bis die Masse dick genug ist, um Fleischbällchen zu formen. Mit den Händen Fleischbällchen formen und auf einen Teller legen. Etwas Olivenöl in einer Pfanne erhitzen und die Fleischbällchen darin von beiden Seiten goldbraun braten. Für die Joghurtsauce: In einer Schüssel griechischen Joghurt, Zitronensaft, Honig oder Ahornsirup, Salz und schwarzen Pfeffer vermischen. Die Kichererbsenfleischbällchen mit der Joghurtsauce servieren und mit gehackter frischer Petersilie garnieren.

EIERSALAT MIT SPECK UND SPINAT

Zubereitungszeit: ca. 15–20 Minuten

Kochzeit: Ungefähr 10–15 Minuten

6 hartgekochte Eier, geschält und halbiert

4 Tassen frischer Spinat, gewaschen und getrocknet

150g knuspriger Speck, in Würfel geschnitten

1/2 rote Zwiebel, fein gehackt

1/4 Tasse zerbröckelter Feta-Käse

2 Esslöffel geröstete Sonnenblumenkerne (optional für Knusprigkeit)

Extra natives Olivenöl

Salz und schwarzer Pfeffer nach Geschmack

Vinaigrette nach Ihrem Geschmack (optional)

Vorbereitung:

In einer Pfanne den Speck bei mittlerer bis hoher Hitze knusprig braten. Überschüssiges Öl abgießen und auf saugfähigem Papier abkühlen lassen. Den frischen Spinat in einer großen Schüssel anrichten. Die halbierten hartgekochten Eier auf den Spinat legen. Den knusprigen Speck und die gehackten roten Zwiebeln auf den Eiern verteilen. Zerbröckelten Feta-Käse und geröstete Sonnenblumenkerne (falls verwendet) hinzufügen. Mit einem Schuss nativem Olivenöl extra, Salz und schwarzem Pfeffer abschmecken. Für eine zusätzliche Geschmacksnote können Sie auch eine Vinaigrette Ihrer Wahl hinzufügen.

HERZHAFTE TORTE MIT BROKKOLI UND KÄSE

Zubereitungszeit: ca. 20–25 Minuten

Kochzeit: Ungefähr 30–35 Minuten

Dosierung der Zutaten für 4 Personen:

1 rechteckiger Blätterteig (ca. 230 g)

2 Tassen frischer Brokkoli, gehackt und blanchiert

1 Tasse geriebener Cheddar-Käse

4 Eier

1/2 Tasse Milch

1 Knoblauchzehe fein gehackt

Salz und schwarzer Pfeffer nach Geschmack

Muskatnuss nach Geschmack

Vorbereitung:

Den Backofen auf 180 °C vorheizen und ein rechteckiges Backblech mit Backpapier auslegen. Rollen Sie den Blätterteig in der Form aus und achten Sie darauf, dass er den Boden und die Ränder vollständig bedeckt. In einer Schüssel die Eier mit Milch, gehacktem Knoblauch, geriebenem Cheddar-Käse, Salz, schwarzem Pfeffer und einer Prise Muskatnuss verquirlen. Den blanchierten Brokkoli auf dem Blätterteig verteilen. Die Ei-Käse-Mischung über den Brokkoli gießen. Im vorgeheizten Ofen etwa 30–35 Minuten backen oder bis der Kuchen goldbraun und innen fest ist. Etwas abkühlen lassen, bevor der Kuchen in Scheiben geschnitten und serviert wird.

HÜHNERSANDWICHES MIT PESTO UND SALAT

Zubereitungszeit: ca. 15–20 Minuten

Kochzeit: Ungefähr 10–15 Minuten

Dosierung der Zutaten für 4 Personen:

4 Vollkornbrötchen oder Sesambrötchen

4 Hähnchenbrüste ohne Haut und Knochen

4 Esslöffel Pesto (Sie können Pesto verwenden

gekauft oder zu Hause zubereitet)

Salatblätter

Geschnittene Tomaten (optional)

Käse Ihrer Wahl (optional)

Salz und schwarzer Pfeffer nach Geschmack

Olivenöl zum Kochen

Vorbereitung:

Etwas Olivenöl in einer Pfanne oder auf einem Grill erhitzen. Die Hähnchenbrüste mit Salz und schwarzem Pfeffer würzen. Kochen Sie das Hähnchen, bis es auf beiden Seiten vollständig gegart und gebräunt ist, normalerweise 5–7 Minuten pro Seite, abhängig von der Dicke der Hähnchenbrust. Während der letzten paar Minuten des Garvorgangs Pesto auf beiden Seiten des Hähnchens verteilen, um ihm Geschmack zu verleihen. Die Brötchen halbieren und nach Belieben leicht toasten. Stellen Sie die Sandwiches mit einem Salatblatt, einer Tomatenscheibe (falls gewünscht), Hähnchenbrust mit Pesto und Käse (falls verwendet) zusammen. Servieren Sie Hühnchensandwiches als warme Sandwiches für ein köstliches Mittagessen oder einen Snack.

PUTENSPIESSE MIT TZATZIKI-SAUCE

Zubereitungszeit: ca. 20–25 Minuten

Kochzeit: Ungefähr 10–15 Minuten

Dosierung der Zutaten für 4 Personen:

Für die Putenspieße:

500 g Putenbrust in Würfel schneiden

1 Zitrone, Saft und Schale

2 Esslöffel Olivenöl

2 Teelöffel getrockneter Oregano

Salz und schwarzer Pfeffer nach Geschmack

Holzspießstäbchen (getränkt

in Wasser legen, damit sie nicht verbrennen)

Für die Tzatziki-Sauce:

1 Tasse griechischer Joghurt

1 Gurke, geschält, entkernt und gerieben

2 Knoblauchzehen fein gehackt

Saft von 1/2 Zitrone

2 Esslöffel natives Olivenöl extra

1 Esslöffel gehackte frische Minze (optional)

Salz und schwarzer Pfeffer nach Geschmack

Vorbereitung:

Für die Putenspieße: In einer Schüssel Zitronensaft und -schale, Olivenöl, getrockneten Oregano, Salz und schwarzen Pfeffer vermischen. Die Putenbrustwürfel auf die zuvor eingeweichten Spießchen stecken. Die Putenwürfel mit der Zitronen-Oregano-Marinade bestreichen.

Kochen Sie die Spieße auf einem heißen Grill oder in einer beschichteten Pfanne, bis der Truthahn vollständig gegart ist, normalerweise 10 bis 15 Minuten. Für die Tzatziki-Sauce: In einer Schüssel griechischen Joghurt, geriebene Gurke, gehackten Knoblauch, Zitronensaft, Olivenöl, frische Minze (falls gewünscht), Salz und schwarzen Pfeffer vermischen. Lassen Sie es vor dem Servieren mindestens 30 Minuten im Kühlschrank ruhen. Servieren Sie Putenspieße mit Tzatziki-Sauce als Hauptgericht oder Snack.

CROSTINI MIT STEINPILZEN UND KÄSE

Zubereitungszeit: ca. 20–25 Minuten

Kochzeit: Ungefähr 10–15 Minuten

Dosierung der Zutaten für 4 Personen:

8 Scheiben Baguette- oder Ciabattabrot

200 g frische, gereinigte Steinpilze und

in dünne Scheiben geschnitten (Sie können auch verwenden

eingeweichte getrocknete Steinpilze)

200 g Frischkäse (Sie können

verwenden Sie Ihren Lieblings-Streichkäse)

2 Knoblauchzehen, fein gehackt

Gehackte frische Petersilie zum Garnieren

Extra natives Olivenöl

Salz und schwarzer Pfeffer nach Geschmack

Vorbereitung:

Den Backofen auf 180°C vorheizen. Legen Sie die Brotscheiben auf ein Backblech und bestreichen Sie beide Seiten mit etwas Olivenöl. Die Brotscheiben im Ofen goldbraun rösten, etwa 5–7 Minuten pro Seite. Behalten Sie dies im Auge, da die Röstzeit variieren kann. Während das Brot röstet, etwas Olivenöl in einer Pfanne erhitzen. Die gehackten Knoblauchzehen und die in Scheiben geschnittenen Steinpilze hinzufügen und kochen, bis die Pilze zart und goldbraun sind. Mit Salz und schwarzem Pfeffer abschmecken. Nach dem Rösten den Frischkäse auf jede Toastscheibe streichen. Die sautierten Steinpilze auf jedem Crouton mit Käse verteilen. Mit gehackter frischer Petersilie garnieren. Servieren Sie die Crostini als Vorspeise oder Snack.

COUSCOUS-SALAT MIT GURKEN UND TOMATEN

Zubereitungszeit: ca. 15–20 Minuten

Kochzeit: ca. 5 Minuten

Dosierung der Zutaten für 4 Personen:

1 Tasse Couscous

1 Tasse kochendes Wasser

2 Esslöffel natives Olivenöl extra

Saft von 1 Zitrone

2 Gurken, geschält und in Würfel geschnitten

2 reife Tomaten, in Würfel geschnitten

1/2 rote Zwiebel, fein gehackt

Gehackte frische Petersilie nach Geschmack

Salz und schwarzer Pfeffer nach Geschmack

Vorbereitung:

Den Couscous in eine Schüssel geben. Den Couscous mit kochendem Wasser übergießen, die Schüssel mit einem Deckel oder einer Frischhaltefolie abdecken und etwa 5 Minuten ruhen lassen. Nach dem Ruhen den Couscous mit einer Gabel auflockern, damit er locker und luftig wird. Olivenöl und Zitronensaft zum Couscous geben und gut vermischen. Gurken, Tomaten, rote Zwiebeln und frische Petersilie hinzufügen und mit Salz und schwarzem Pfeffer abschmecken. Alles sorgfältig vermischen, bis ein gut kombinierter Couscous-Salat entsteht. Servieren Sie den Salat als Beilage oder leichtes Hauptgericht.

AUBERGINEN-BRUSCHETTE MIT PARMESAN

Zubereitungszeit: ca. 30–35 Minuten

Kochzeit: Ungefähr 20–25 Minuten

Dosierung der Zutaten für 4 Personen:

Für die Bruschetta:

1 Baguette oder Bauernbrot

2 mittelgroße Auberginen, in dünne Scheiben geschnitten

Extra natives Olivenöl

Salz und schwarzer Pfeffer nach Geschmack

2 Tassen gewürfelte geschälte Tomaten (Sie können

frische Tomaten oder Tomaten aus der Dose verwenden)

200 g frischer Mozzarella, in Würfel geschnitten

1/2 Tasse geriebener Parmesan

Frischer Basilikum zum Garnieren

Vorbereitung:

Den Backofen auf 200°C vorheizen. Bestreichen Sie die Auberginenscheiben mit Olivenöl, Salz und schwarzem Pfeffer und grillen oder braten Sie die Auberginen dann, bis sie weich und leicht gebräunt sind. Das Brot in dicke Scheiben schneiden und leicht toasten. In einer Pfanne die gewürfelten, geschälten Tomaten bei mittlerer Hitze erhitzen und mit Salz und Pfeffer abschmecken. Kochen, bis die Tomaten leicht eindicken. Stellen Sie die Bruschetta zusammen: Legen Sie eine Schicht gegrillte Auberginen auf das geröstete Brot und fügen Sie dann die geschälten Tomaten, den gewürfelten Mozzarella und den geriebenen Parmesan hinzu. Backen Sie die Bruschetta im vorgeheizten Ofen 5–7 Minuten lang oder bis der Käse geschmolzen und goldbraun ist. Mit frischen Basilikumblättern garnieren und die Bruschetta als Vorspeise oder Hauptgericht servieren.

BOHNENSALAT MIT THUNFISCH UND ROTEN ZWIEBELN

Zubereitungszeit: ca. 15–20 Minuten

Kochzeiten: Kein Kochen

Dosierung der Zutaten für 4 Personen:

2 Dosen Cannellini-Bohnen oder Kidneybohnen

Borlottibohnen, abgetropft und abgespült 2 Dosen Thunfisch aus der Dose, abgetropft

1 rote Zwiebel, in dünne Scheiben geschnitten

1 rote Paprika, in Würfel geschnitten

1/4 Tasse gehackte frische Petersilie

1/4 Tasse natives Olivenöl extra

Saft von 1 Zitrone

Salz und schwarzer Pfeffer nach Geschmack

Vorbereitung:

In einer großen Schüssel die abgetropften Cannellini-Bohnen, den abgetropften Thunfisch, die geschnittenen roten Zwiebeln, die gewürfelte rote Paprika und die gehackte frische Petersilie vermischen. Bereiten Sie in einer kleinen Schüssel die Vinaigrette zu, indem Sie Olivenöl, Zitronensaft, Salz und schwarzen Pfeffer nach Geschmack vermischen. Die Vinaigrette über den Bohnen-Thunfisch-Salat gießen und gut vermischen, bis alle Zutaten gut vermischt sind. Lassen Sie den Salat vor dem Servieren mindestens 30 Minuten im Kühlschrank ruhen, damit sich die Aromen vermischen können. Servieren Sie den Bohnensalat als Beilage oder leichtes Hauptgericht.

QUINOA-FLEISCHBÄLLCHEN MIT CHILISAUCE

Zubereitungszeit: ca. 30–35 Minuten

Kochzeit: Ungefähr 15–20 Minuten

Dosierung der Zutaten für 4 Personen:

Für die Fleischbällchen:

1 Tasse Quinoa

2 Tassen Wasser

1 Ei

1/2 Tasse geriebener Käse Ihrer Wahl

(zum Beispiel Parmesan oder Pecorino)

2 Esslöffel Semmelbrösel

2 Knoblauchzehen, fein gehackt

2 Esslöffel gehackte frische Petersilie

Salz und schwarzer Pfeffer nach Geschmack

Olivenöl zum Kochen

Für die Chilisauce:

1/2 Tasse griechischer Joghurt

1 frische rote Chilischote, fein gehackt

Saft von 1 Limette

Salz und schwarzer Pfeffer nach Geschmack

Vorbereitung:

Spülen Sie den Quinoa gut unter fließendem Wasser ab. In einem Topf Wasser zum Kochen bringen, Quinoa hinzufügen und nach Packungsanleitung kochen (normalerweise etwa 15 Minuten). Überschüssiges Wasser abgießen und abkühlen lassen. In einer großen Schüssel gekochtes Quinoa, Ei, geriebenen Käse, Semmelbrösel, gehackten Knoblauch, gehackte frische Petersilie, Salz und schwarzen Pfeffer vermischen.

Mischen, bis eine homogene Mischung entsteht. Mit nassen Händen aus der Quinoa-Mischung Fleischbällchen formen. Etwas Olivenöl in einer beschichteten Pfanne erhitzen und die Fleischbällchen darin von beiden Seiten goldbraun braten. Bereiten Sie in der Zwischenzeit die Chilisauce zu, indem Sie griechischen Joghurt, zerstoßene rote Chilischote, Limettensaft, Salz und schwarzen Pfeffer in einer Schüssel vermischen. Servieren Sie die Quinoa-Fleischbällchen heiß mit der Chilisauce als Würze.

ZUCCHINI-OMELETT MIT ZIEGENKÄSE

Zubereitungszeit: ca. 20–25 Minuten

Kochzeit: Ungefähr 10–15 Minuten

Dosierung der Zutaten für 4 Personen:

6 Eier

2 mittelgroße Zucchini, in dünne Scheiben geschnitten

100g Ziegenkäse, zerbröckelt

2 Esslöffel natives Olivenöl extra

1 rote Zwiebel, fein gehackt

Salz und schwarzer Pfeffer nach Geschmack

Gehackte frische Petersilie zum Garnieren (optional)

Vorbereitung:

Erhitzen Sie das Olivenöl in einer beschichteten Pfanne bei mittlerer bis hoher Hitze. Fügen Sie die Zucchini und die gehackte Zwiebel hinzu und kochen Sie sie etwa 5 bis 7 Minuten lang, bis die Zucchini zart und leicht gebräunt ist. Mit Salz und schwarzem Pfeffer abschmecken. In einer Schüssel die Eier verquirlen und über die Zucchini und Zwiebeln in der Pfanne gießen. Streuen Sie den zerbröckelten Ziegenkäse über die Eier. Bei mittlerer bis niedriger Hitze kochen, bis die Eier fest sind und der Käse geschmolzen ist, normalerweise 10–15 Minuten. Nach Belieben mit gehackter frischer Petersilie garnieren. Servieren Sie Zucchini-Omelett mit Ziegenkäse als Hauptgericht oder Vorspeise.

SCHINKEN UND MELONEN RÖLLCHEN

Zubereitungszeit: 15–20 Minuten

Zutaten für 4 Personen:

1 reife Melone

200 g Rohschinken

Frische Basilikumblätter

Gemahlener schwarzer Pfeffer

Vorbereitung

Schneiden Sie die Melone in zwei Hälften, entfernen Sie die Kerne und formen Sie mit einem Löffel kleine Melonenkugeln oder -würfel. Sie können auch einen Melonenausstecher verwenden, falls Sie einen haben. Nehmen Sie eine Scheibe Rohschinken und wickeln Sie sie um jede Melonenkugel oder jeden Melonenwürfel. Legen Sie die Brötchen auf einen Servierteller. Nehmen Sie ein paar frische Basilikumblätter und legen Sie sie auf die Brötchen. Geben Sie eine Prise schwarzen Pfeffer auf die Oberseite der Brötchen, um ihnen einen Hauch von Geschmack zu verleihen. Als Vorspeise die Schinken- und Melonenröllchen servieren. Sie sind frisch, süß und herzhaft zugleich und regen den Appetit an.

REZEPTE
ERSTEN GÄNGE

VOLLKORNRISOTTO MIT PILZE UND SPINAT

Zubereitungszeit: 20 Minuten

Kochzeit: 20-25 Minuten

Dosierung: 4 Personen

Zutaten:

320g brauner Reis

1 Liter Gemüsebrühe

300 g gemischte Pilze

200g frischer Spinat

1 Zwiebel

2 Knoblauchzehen

50g Butter

50g geriebener Parmesan

Extra natives Olivenöl

Salz und Pfeffer nach Geschmack

Vorbereitung:

Brühe zubereiten: Die Gemüsebrühe aufkochen und warm halten. Sautiert: In einem Topf die Butter mit dem Öl schmelzen. Die gehackte Zwiebel und den Knoblauch dazugeben und anbraten. Reis rösten: Den Reis dazugeben und einige Minuten unter ständigem Rühren rösten, bis er transparent wird. Mit einer Kelle heißer Brühe ablöschen. Kochen: Kochen Sie das Risotto weiter, indem Sie nach und nach die heiße Brühe hinzufügen und unter ständigem Rühren kochen. Champignons und Spinat: In der Zwischenzeit die Champignons putzen und in Scheiben schneiden. In einer Pfanne mit etwas Öl anbraten, bis sie goldbraun sind. Den Spinat waschen und einige Minuten blanchicrcn. Abschluss: Nach der Hälfte der Garzeit des Risottos die sautierten Pilze hinzufügen. Nach dem Garen das Risotto mit Parmesan, Spinat und gemahlenem Pfeffer unterrühren.

VOLLKORNNUDELN MIT ZUCCHINI UND GERÄUCHERTEM LACHS

Zubereitungszeit: 15 Minuten

Kochzeit: 10 Minuten

Dosierung: 4 Personen

Zutaten:

320g Vollkornnudeln (Fusilli, Spaghetti oder eine andere Form Ihrer Wahl)

2 Zucchini

200g geräucherter Lachs

1 Schalotte

Extra natives Olivenöl

Saft einer halben Zitrone

Frische Minze (optional)

Salz und Pfeffer nach Geschmack

Vorbereitung:

Nudeln kochen: Die Nudeln in reichlich Salzwasser kochen. Zucchini: In der Zwischenzeit die Zucchini waschen, in Julienne-Streifen schneiden und in einer Pfanne mit den gehackten Schalotten und etwas Öl anbraten, bis sie weich sind. Würze: Den Räucherlachs zerbröckeln und zu den Zucchini geben. Zitronensaft, Salz, Pfeffer hinzufügen und gut vermischen. Service: Die Nudeln al dente abtropfen lassen und mit der Zucchini-Lachs-Sauce würzen. Nach Belieben ein paar gehackte frische Minzblätter hinzufügen.

ZUCCHINI-SPAGHETTI MIT HÜHNERFLEISCHBÄLLCHEN

Zubereitungszeit: 30-35 Minuten

Kochzeit: 15–20 Minuten

Dosierung der Zutaten für 4 Personen:

Für die Zucchini-Spaghetti:

4 mittelgroße Zucchini

Salz und schwarzer Pfeffer nach Geschmack

Für die Hühnerfleischbällchen:

500 g gehacktes Hühnerfleisch

1/4 Tasse Semmelbrösel

1 Ei

2 Esslöffel geriebener Parmesan

2 Knoblauchzehen, gehackt

2 Esslöffel gehackte frische Petersilie

Salz und schwarzer Pfeffer nach Geschmack

Olivenöl zum Kochen

Vorbereitung:

Verwenden Sie einen Zucchinischneider oder einen Julienneschneider, um Zucchini-Spaghetti zuzubereiten. In einer Schüssel das gehackte Hühnerfleisch, Semmelbrösel, Ei, geriebenen Käse, Knoblauch, Petersilie, Salz und Pfeffer vermischen. Mit den Händen Fleischbällchen formen. Erhitzen Sie etwas Olivenöl in einer beschichteten Pfanne und braten Sie die Hähnchenfleischbällchen an, bis sie goldbraun und durchgegart sind. Während die Fleischbällchen kochen, erhitzen Sie etwas Olivenöl in einer anderen Pfanne und kochen Sie die Zucchini-Spaghetti, bis sie zart, aber noch knusprig sind. Servieren Sie die Zucchini-Spaghetti nach Belieben mit den Hähnchenfleischbällchen.

GARNELEN-AVOCADO-SALAT MIT LIMETTE-SAUCE

Zubereitungszeit: 20–25 Minuten

Kochzeit: 5-7 Minuten

Dosierung der Zutaten für 4 Personen:

400 g geschälte und gereinigte Garnelen

2 reife Avocados, in Würfel geschnitten

Saft von 2 Limetten

1/4 Tasse frischer Koriander, gehackt

1 frische rote Chilischote, fein gehackt (optional für eine würzige Note)

Salz und schwarzer Pfeffer nach Geschmack

Extra natives Olivenöl

Vorbereitung:

Wenn die Garnelen noch nicht gar sind, kochen Sie sie in einer beschichteten Pfanne mit etwas Olivenöl, bis sie rosa und undurchsichtig sind. In einer Schüssel gekochte Garnelen (abgekühlt), gewürfelte Avocados, Limettensaft, Koriander, rote Chilischote (falls verwendet), Salz und Pfeffer vermischen. Alle Zutaten gut vermischen und darauf achten, dass die Avocados gut mit der Limettensauce bedeckt sind. Den Garnelen-Avocado-Salat nach Belieben servieren.

EIEROMELET MIT SPINAT UND KÄSE

Zubereitungszeit: 15–20 Minuten

Kochzeit: 10-15 Minuten

Dosierung der Zutaten für 4 Personen:

8 Eier

200 g frischer Spinat

1/2 Tasse geriebener Käse (z.B.

Cheddar-Käse oder Schweizer Käse)

Salz und schwarzer Pfeffer nach Geschmack

Olivenöl zum Kochen

Vorbereitung:

In einer beschichteten Pfanne etwas Olivenöl bei mittlerer Hitze erhitzen. Frischen Spinat hinzufügen und kochen, bis er leicht zusammengefallen ist. In einer Schüssel die Eier verquirlen, den geriebenen Käse, Salz und Pfeffer hinzufügen. Gut mischen. Gießen Sie die Eiermischung über den Spinat in der Pfanne. Kochen Sie das Omelett bei mittlerer bis niedriger Hitze, bis es fest ist und der Käse geschmolzen ist, normalerweise 10–15 Minuten. Servieren Sie das Eieromelett mit Spinat und Käse als Hauptgericht.

ZUCCHINI-SPAGHETTI MIT KNOBLAUCHBUTTERSAUCE

Zubereitungszeit: 15–20 Minuten

Kochzeit: 10-15 Minuten

Dosierung der Zutaten für 4 Personen:

4 mittelgroße Zucchini

4 Esslöffel Butter

4 Knoblauchzehen, fein gehackt

Salz und schwarzer Pfeffer nach Geschmack

Geriebener Parmesan nach Geschmack (zum Garnieren)

Gehackte frische Petersilie nach Geschmack (zum Garnieren)

Vorbereitung:

Verwenden Sie einen Zucchinischneider oder einen Julienneschneider, um Zucchini-Spaghetti zuzubereiten. In einer Pfanne die Butter bei mittlerer bis niedriger Hitze schmelzen. Den gehackten Knoblauch hinzufügen und kochen, bis er anfängt zu bräunen. Die Zucchininudeln mit der Buttersauce in die Pfanne geben und 3–5 Minuten kochen, bis sie weich, aber noch knusprig sind. Mit Salz und Pfeffer abschmecken. Servieren Sie Zucchini-Spaghetti mit Knoblauchbuttersauce als Hauptgericht, garniert mit geriebenem Parmesan und gehackter frischer Petersilie, falls gewünscht.

GEBACKENER LACHS AUF SPINATBETT

Zubereitungszeit: 10-15 Minuten

Kochzeit: 15–20 Minuten

Dosierung der Zutaten für 4 Personen:

4 Lachsfilets (à ca. 150 g)

200 g frischer Spinat

Saft von 1 Zitrone

2 Knoblauchzehen, fein gehackt

Salz und schwarzer Pfeffer nach Geschmack

Extra natives Olivenöl

Zitronenscheiben (zum Garnieren)

Vorbereitung:

Den Backofen auf 180°C vorheizen. In einer
Pfanne etwas Olivenöl erhitzen und frischen
Spinat hinzufügen. Kochen Sie sie, bis sie
zusammenfallen. Den gehackten Knoblauch
hinzufügen und eine Minute kochen lassen.
Den gekochten Spinat auf einem Backblech
als „Bett" für den Lachs anrichten. Die
Lachsfilets auf die Spinatbetten legen. Den
Zitronensaft über den Lachs pressen und mit
Salz und Pfeffer abschmecken. Decken Sie
die Pfanne mit Folie ab und backen Sie sie 15
bis 20 Minuten lang oder bis der Lachs gar
ist und sich mit einer Gabel leicht zerteilen
lässt. Vor dem Servieren mit
Zitronenscheiben garnieren.

CARPACCIO VON ZUCCHINI MIT GETROCKNETEN TOMATEN UND KÄSE

Zubereitungszeit: 10-15 Minuten

Garzeiten: Keine (kaltes Gericht)

Dosierung der Zutaten für 4 Personen:

2-3 mittelgroße Zucchini

Getrocknete Tomaten in Öl, in Streifen geschnitten

Käse nach Wahl (z.B. Parmesan,

Pecorino), gerieben oder in Flocken geschnitten

Extra natives Olivenöl

Zitronensaft

Salz und schwarzer Pfeffer nach Geschmack

Frische Basilikumblätter (zum Garnieren)

Vorbereitung:

Schneiden Sie die Zucchini mit einer Mandoline oder einem Kartoffelschäler in sehr dünne Scheiben und legen Sie sie gleichmäßig auf einer Servierplatte an. Die getrockneten Tomatenstreifen auf den Zucchini verteilen. Geben Sie den geriebenen oder geriebenen Käse über das Zucchini- und das getrocknete Tomaten-Carpaccio. Mit Olivenöl, Zitronensaft, Salz und Pfeffer abschmecken. Mit frischen Basilikumblättern garnieren. Servieren Sie das Zucchini-Carpaccio mit getrockneten Tomaten und Käse als Vorspeise oder Beilage.

GURKENPAD THAI MIT GEGRILLTEM HÄHNCHEN

Zubereitungszeit: 20–25 Minuten

Kochzeit: 10-15 Minuten

Dosierung der Zutaten für 4 Personen:

Für das Gherkin Pad Thai:

4 Spiralgurken

2 gegrillte Hähnchenbrüste, in dünne Streifen geschnitten

2 Eier

1/4 Tasse Sojasauce

2 Esslöffel brauner Zucker

Saft von 2 Limetten

2 Knoblauchzehen, fein gehackt

Gehackte trockene rote Chilischote (nach Geschmack)

Olivenöl zum Kochen

Vorbereitung:

In einer großen Pfanne etwas Olivenöl erhitzen und den gehackten Knoblauch hinzufügen. Kochen, bis es duftet. Das Hähnchen auf den Grill legen und garen, bis es gar und gebräunt ist. Legen Sie das Hähnchen auf einen Teller und geben Sie in die gleiche Pfanne die geschlagenen Eier. Rühren, bis es eingedickt ist. Die spiralförmigen Gurken zusammen mit den Eiern in die Pfanne geben. Einige Minuten kochen, bis es weich, aber immer noch knusprig ist. Sojasauce, braunen Zucker, Limettensaft und getrocknete rote Chilischote (falls verwendet) hinzufügen. Gut mischen. Das Hähnchen in die Pfanne geben und umrühren, um alle Zutaten zu vermischen. Gherkin Pad Thai mit gegrilltem Hähnchen heiß servieren.

GEGRILLTE AUBERGINEN MIT TOMATENPESTO

Zubereitungszeit: 15–20 Minuten

Kochzeit: 10-15 Minuten

Dosierung der Zutaten für 4 Personen:

2 mittelgroße Auberginen, in Scheiben geschnitten

Extra natives Olivenöl

Salz und schwarzer Pfeffer nach Geschmack

Für das Tomatenpesto:

1 Tasse sonnengetrocknete Tomaten in Öl, abgetropft

2 Knoblauchzehen

1/4 Tasse frisches Basilikum

1/4 Tasse geriebener Parmesan

Salz und schwarzer Pfeffer nach Geschmack

Vorbereitung:

Einen Grill oder eine Grillplatte vorheizen. Bestreichen Sie die Auberginenscheiben mit Olivenöl und grillen Sie sie dann, bis sie weich sind und klassische Grillstreifen haben. In der Zwischenzeit das Tomatenpesto zubereiten. In einem Mixer sonnengetrocknete Tomaten, Knoblauch, Basilikum, geriebenen Käse, Salz und Pfeffer cremig pürieren. Wenn die Auberginen fertig sind, legen Sie sie auf einen Servierteller und bestreuen Sie sie mit dem Tomatenpesto. Servieren Sie die gegrillte Aubergine mit Tomatenpesto als Vorspeise oder Beilage.

ZUCCHINI-LASAGNE MIT RICOTTA UND FLEISCHSOBE

Zubereitungszeit: 30-40 Minuten

Kochzeit: 30–35 Minuten

Dosierung der Zutaten für 4 Personen:

4 mittelgroße Zucchini, in lange Scheiben geschnitten

500 g Hackfleisch (Rind oder Schwein)

1 Zwiebel, gehackt, 2 Knoblauchzehen, gehackt

1 Tasse Tomatensauce

1 Tasse Hüttenkäse

1/2 Tasse geriebener Parmesan

1/4 Tasse frisches Basilikum, gehackt

Salz und schwarzer Pfeffer nach Geschmack

Extra natives Olivenöl

Vorbereitung:

Den Backofen auf 180°C vorheizen. In einer Pfanne etwas Olivenöl erhitzen und die gehackte Zwiebel und den Knoblauch hinzufügen. Goldbraun kochen. Das Hackfleisch dazugeben und anbraten, bis es gut gebräunt ist. Tomatensauce, Salz und Pfeffer hinzufügen. Einige Minuten kochen lassen. In einer Schüssel Ricotta, geriebenen Käse und frisches Basilikum vermischen. Mit Salz und Pfeffer abschmecken. Legen Sie auf ein Backblech eine Schicht Zucchinischeiben, eine Schicht Fleischsoße und eine Schicht Ricotta-Mischung und wiederholen Sie den Vorgang, bis Ihnen die Zutaten ausgehen. Zum Abschluss eine Schicht Ricotta-Mischung auftragen. Decken Sie die Pfanne mit Aluminiumfolie ab und lassen Sie sie 20–25 Minuten im Ofen garen. Nehmen Sie dann den Deckel auf und lassen Sie sie weitere 10 Minuten lang garen, oder bis die Zucchini-Lasagne gut gegart und der Käse goldbraun ist. Servieren Sie die Zucchini-Lasagne mit Ricotta und Fleischsauce heiß.

STEINPILZRISOTTO MIT PARMESAN

Zubereitungszeit: 10-15 Minuten

Kochzeit: 20–25 Minuten

Dosierung der Zutaten für 4 Personen:

320 g Arborio- oder Carnaroli-Reis

200 g frische oder getrocknete Steinpilze (eingeweicht)

1 Zwiebel, gehackt

2 Knoblauchzehen, fein gehackt

1/2 Tasse trockener Weißwein

1,5 Liter Gemüse- oder Pilzbrühe (scharf)

1/2 Tasse geriebener Parmesan

2 Esslöffel Butter

Extra natives Olivenöl

Salz und schwarzer Pfeffer nach Geschmack

Gehackte frische Petersilie (zum Garnieren)

Vorbereitung:

Wenn Sie getrocknete Pilze verwenden, weichen Sie diese etwa 15–20 Minuten in heißem Wasser ein, lassen Sie sie dann abtropfen und hacken Sie sie grob. In einem Topf etwas Olivenöl erhitzen und die gehackte Zwiebel und den Knoblauch hinzufügen. Kochen, bis es durchscheinend ist. Die Pilze (frisch oder getrocknet) hinzufügen und kochen, bis sie anfangen zu bräunen. Den Reis hinzufügen und einige Minuten rösten, bis er leicht transparent wird. Den Weißwein angießen und rühren, bis der Wein vom Reis aufgenommen wurde.

Geben Sie zunächst eine Kelle nach der anderen die heiße Brühe hinzu, rühren Sie ständig um und warten Sie, bis die Flüssigkeit aufgesogen ist, bevor Sie die nächste hinzufügen. Weiter kochen, bis der Reis al dente ist und das Risotto eine cremige Konsistenz hat. Den Herd ausschalten und den geriebenen Parmesan und die Butter hinzufügen. Gut vermischen, bis ein cremiges Risotto entsteht. Mit Salz und Pfeffer abschmecken und mit gehackter frischer Petersilie garnieren. Servieren Sie das Steinpilzrisotto mit heißem Parmesan.

HÜHNERSALAT MIT AVOCADO UND GEMÜSE

Zubereitungszeit: 15–20 Minuten

Kochzeit: 10-15 Minuten

Dosierung der Zutaten für 4 Personen:

Für den Salat:

2 gekochte Hähnchenbrust und

in Streifen oder Würfel schneiden

2 Avocados, in Würfel geschnitten

Gemischter Salat oder Salat a

grüne Blätter nach Geschmack

Gemüse nach Geschmack (z. B. Tomaten,

Gurken, Karotten, Paprika)

Samen Ihrer Wahl (z.B. Samen von

Sonnenblumenkerne, Kürbiskerne)

Käse nach Geschmack (z.B.

Fetakäse, Ziegenkäse)

Für die Vinaigrette:

1/4 Tasse natives Olivenöl extra

Saft von 1 Zitrone

1 Teelöffel Dijon-Senf

Salz und schwarzer Pfeffer nach Geschmack

Vorbereitung:

In einer großen Schüssel das gekochte
Hähnchen, die Avocado, den Salat, das
Gemüse und die Samen vermischen. Bereiten
Sie in einem Glas oder einer kleinen Schüssel
die Vinaigrette zu, indem Sie Olivenöl,
Zitronensaft, Senf, Salz und Pfeffer
vermischen. Gut schütteln oder vermischen.
Gießen Sie die Vinaigrette über den Salat
und rühren Sie vorsichtig um, sodass die
Zutaten mit der Vinaigrette bedeckt sind.
Nach Geschmack mit Käse garnieren und
den Hühnersalat mit Avocado und Gemüse
als Hauptgericht servieren.

BRAUNE REIS-SPAGHETTI MIT RUCOLA-PESTO

Zubereitungszeit: 15–20 Minuten

Kochzeit: 10-15 Minuten (für Nudeln)

Dosierung der Zutaten für 4 Personen:

320 g braune Reisspaghetti

2 Tassen frische Rucolablätter

1/2 Tasse geröstete Walnüsse

2 Knoblauchzehen, fein gehackt

1/2 Tasse geriebener Parmesan

1/2 Tasse natives Olivenöl extra

Saft von 1 Zitrone

Salz und schwarzer Pfeffer nach Geschmack

Vorbereitung:

Braune Reisnudeln nach Packungsanleitung al dente kochen. Abtropfen lassen und beiseite stellen. In einer Küchenmaschine Rucola, geröstete Walnüsse, Knoblauch, geriebenen Käse, Zitronensaft, Salz und Pfeffer vermischen. Weiter mixen und dabei langsam das Olivenöl hinzufügen, bis ein cremiges Pesto entsteht. In einer großen Schüssel die Reisnudeln mit dem Rucola-Pesto vermengen, bis sie gut bedeckt sind. Servieren Sie die Spaghetti aus braunem Reis mit Rucola-Pesto heiß oder bei Zimmertemperatur.

SÜßKARTOFFEL-OMELETTE MIT SPECK UND ZWIEBELN

Zubereitungszeit: 15–20 Minuten

Kochzeit: 15–20 Minuten

Dosierung der Zutaten für 4 Personen:

2 mittelgroße Süßkartoffeln, geschält und in Würfel geschnitten

100g Speck, gewürfelt

1 Zwiebel, in Scheiben schneiden

8 Eier

1/4 Tasse Milch

Salz und schwarzer Pfeffer nach Geschmack

Extra natives Olivenöl

Käse nach Geschmack

(optional, zum Garnieren)

Vorbereitung:

In einer beschichteten Pfanne etwas Olivenöl erhitzen und die Süßkartoffelwürfel hinzufügen. Bei mittlerer Hitze kochen, bis die Kartoffeln zart und leicht gebräunt sind. Legen Sie die Kartoffeln auf einen Teller. Den Speck in die gleiche Pfanne geben und knusprig braten. Legen Sie den Speck mit Papiertüchern auf einen Teller, um überschüssiges Öl zu entfernen. In die gleiche Pfanne die Zwiebelscheiben geben und glasig dünsten. In einer Schüssel die Eier mit Milch, Salz und Pfeffer verquirlen. Süßkartoffeln, Speck und Zwiebeln zu den geschlagenen Eiern geben und gut vermischen.

Erhitzen Sie etwas Olivenöl in der Pfanne und gießen Sie dann die gesamte Ei-Kartoffel-Speck-Mischung in die Pfanne. Bei mittlerer bis niedriger Hitze kochen, bis die Ränder des Omeletts goldbraun und das Innere vollständig gegart sind. Sie können die Pfanne mit einem Deckel abdecken, um das Kochen zu erleichtern. Nach Belieben mit Käse belegen und kochen, bis der Käse schmilzt. Servieren Sie die Süßkartoffel-Frittata mit Speck und Zwiebeln heiß oder bei Zimmertemperatur.

KARTOFFELGNOCCHI MIT TOMATENSAUCE

Zubereitungszeit: 30-40 Minuten

Kochzeit: 5-10 Minuten

Dosierung der Zutaten für 4 Personen:

Für die Gnocchi:

500 g Kartoffelgnocchi (Sie können

verwenden Sie sie frisch oder gefroren)

Salz nach Geschmack

Für die Tomatensauce:

2 Tassen Tomatenpüree

2 Knoblauchzehen, fein gehackt

1/4 Tasse frisches Basilikum, gehackt

Salz und schwarzer Pfeffer nach Geschmack

Extra natives Olivenöl

Vorbereitung:

In einem großen Topf reichlich Salzwasser zum Kochen bringen. Kochen Sie die Gnocchi nach Packungsanleitung oder bis sie schwimmen. Die Gnocchi abtropfen lassen und beiseite stellen. In einer Pfanne etwas Olivenöl erhitzen und den gehackten Knoblauch hinzufügen. Kochen, bis es duftet. Tomatenpüree, frisches Basilikum, Salz und Pfeffer hinzufügen. Bei mittlerer bis niedriger Hitze etwa 5–10 Minuten kochen lassen oder bis die Sauce leicht eindickt. Die Kartoffelgnocchi zur Tomatensauce in die Pfanne geben und gut vermischen, bis sie bedeckt sind. Servieren Sie die Kartoffelgnocchi mit Tomatensoße heiß und garnieren Sie sie nach Wunsch mit frischem Basilikum.

ZUCCHINI-TAGLIATELLE MIT LEICHTER ALFREDO-SAUCE

Zubereitungszeit: 15–20 Minuten

Kochzeit: 10-15 Minuten

Dosierung der Zutaten für 4 Personen:

4 mittelgroße Zucchini, in Scheiben geschnitten

Julienne oder mit einem Spiralschneider

2 Esslöffel helle Butter

2 Knoblauchzehen, fein gehackt

1 Tasse helle Sahne

1/2 Tasse geriebener Parmesan

Muskatnuss nach Geschmack

Salz und schwarzer Pfeffer nach Geschmack

Gehackte frische Petersilie (zum Garnieren)

Vorbereitung:

In einer Pfanne helle Butter bei mittlerer bis niedriger Hitze schmelzen. Gehackten Knoblauch hinzufügen und kochen, bis er duftet. Fügen Sie die julienierten oder spiralisierten Zucchini hinzu und kochen Sie sie 2-3 Minuten lang oder bis sie weich, aber noch knusprig sind. Die helle Sahne in die Pfanne geben und gut verrühren. Den geriebenen Parmesan dazugeben und weiter mixen, bis eine cremige Soße entsteht. Die Sauce mit einer Prise Muskatnuss, Salz und schwarzem Pfeffer abschmecken. Servieren Sie die Zucchini-Tagliatelle mit leichter Alfredo-Sauce, nach Wunsch mit gehackter frischer Petersilie garniert.

QUINOA-RISOTTO MIT SPARGEL UND KÄSE

Zubereitungszeit: 10-15 Minuten

Kochzeit: 20–25 Minuten

Dosierung der Zutaten für 4 Personen:

1 Tasse Quinoa

1 Bund Spargel, in kleine Stücke geschnitten

1 Zwiebel, gehackt

2 Knoblauchzehen, fein gehackt

4 Tassen Gemüsebrühe (heiß)

1 Tasse Gouda-Käse oder Käse

nach Geschmack gerieben

2 Esslöffel natives Olivenöl extra

Salz und schwarzer Pfeffer nach Geschmack

Vorbereitung:

In einem Topf das Olivenöl bei mittlerer
Hitze erhitzen. Die gehackte Zwiebel und
den Knoblauch dazugeben und glasig
dünsten. Quinoa dazugeben und unter
ständigem Rühren ca. 2 Minuten rösten. Den
gehackten Spargel dazugeben und noch ein
paar Minuten weitergaren. Eine Tasse heiße
Brühe in den Topf gießen und umrühren. Bei
mittlerer Hitze weiterkochen, dabei
gelegentlich umrühren. Sobald die Brühe
aufgesogen ist, fügen Sie eine weitere Tasse
Brühe hinzu und wiederholen Sie den
Vorgang, bis die Quinoa gar ist (ca. 15–20
Minuten). Den geriebenen Käse dazugeben
und verrühren, bis eine cremige Konsistenz
entsteht. Mit Salz und Pfeffer abschmecken.
Servieren Sie das Quinoa-Risotto mit
Spargel und Käse und garnieren Sie es nach
Belieben mit Käse.

ZUCCHINI-SPAGHETTI MIT ZITRONENGARNELEN

Zubereitungszeit: 15–20 Minuten

Kochzeit: 10-15 Minuten

Dosierung der Zutaten für 4 Personen:

4 mittelgroße Zucchini, in Julienne-Streifen geschnitten

oder mit einem Spiralschneider

400 g geschälte und gereinigte Garnelen

Saft und abgeriebene Schale von 1 Zitrone

3 Knoblauchzehen, fein gehackt

2 Esslöffel Butter

2 Esslöffel natives Olivenöl extra

Salz und schwarzer Pfeffer nach Geschmack

Gehackte frische Petersilie (zum Garnieren)

Vorbereitung:

In einer Pfanne Olivenöl und Butter bei mittlerer Hitze erhitzen. Gehackten Knoblauch hinzufügen und kochen, bis er duftet. Die geschälten Garnelen dazugeben und auf jeder Seite 2-3 Minuten braten, bis sie rosa und gar sind. Die Garnelen aus der Pfanne nehmen und beiseite stellen. In dieselbe Pfanne die Julienne-Zucchini geben und etwa 2-3 Minuten kochen, bis sie weich, aber noch knusprig sind. Den Zitronensaft und die abgeriebene Schale zu den Zucchini geben und gut vermischen. Die zuvor gekochten Garnelen mit den Zitronen-Zucchini vermischen, vermischen und eine weitere Minute kochen lassen. Mit Salz und Pfeffer abschmecken. Mit gehackter frischer Petersilie garnieren und die Zucchini-Spaghetti mit Zitronengarnelen heiß servieren.

GEGRILLTER LACHS MIT BLUMENKOHLRISOTTO

Zubereitungszeit: 15–20 Minuten

Kochzeit: 20–25 Minuten

Dosierung der Zutaten für 4 Personen:

Für den Lachs:

4 Lachsfilets

Extra natives Olivenöl

Salz und schwarzer Pfeffer nach Geschmack

Geriebene Zitronenschale

(optional, zum Garnieren)

Für das Blumenkohlrisotto:

1 mittelgroßer Blumenkohl, in Röschen geteilt

1 Zwiebel, gehackt

2 Knoblauchzehen, fein gehackt

2 Tassen Hühner- oder Gemüsebrühe
(scharf)

1/2 Tasse geriebener Parmesan

2 Esslöffel Butter

Salz und schwarzer Pfeffer nach Geschmack

Vorbereitung:

Den Grill auf mittlere bis hohe Hitze
vorheizen. Die Lachsfilets mit etwas Olivenöl
bestreichen und mit Salz und Pfeffer würzen.
Grillen Sie den Lachs etwa 4–5 Minuten pro
Seite oder bis er gar ist. Vor dem Servieren
können Sie es mit abgeriebener
Zitronenschale garnieren. In der
Zwischenzeit die Blumenkohlröschen
dämpfen, bis sie weich sind (ca. 5–7
Minuten). Anschließend die gedämpften
Röschen in einer Küchenmaschine pürieren,
bis eine reisähnliche Konsistenz entsteht.

In einer Pfanne die Butter bei mittlerer bis niedriger Hitze schmelzen. Die gehackte Zwiebel dazugeben und glasig dünsten. Fügen Sie den gehackten Knoblauch hinzu und kochen Sie ihn eine Minute lang, bis er duftet. Den Blumenkohlreis dazugeben und etwa 2-3 Minuten rühren. Gießen Sie die heiße Brühe nach und nach unter ständigem Rühren in den Blumenkohlreis, bis die Brühe aufgesogen ist und das Risotto cremig wird (ca. 10-15 Minuten). Vom Herd nehmen, den geriebenen Parmesan dazugeben und verrühren, bis eine cremige Konsistenz entsteht. Mit Salz und Pfeffer abschmecken. Gegrillten Lachs mit heißem Blumenkohlrisotto servieren.

GANZE SPAGHETTI MIT FRISCHER TOMATENSAUCE

Zubereitungszeit: 15–20 Minuten

Kochzeit: 20–25 Minuten

Dosierung der Zutaten für 4 Personen:

320 g Vollkornspaghetti

4 reife Tomaten, in Würfel geschnitten

2 Knoblauchzehen, fein gehackt

1/4 Tasse frisches Basilikum, gehackt

2 Esslöffel natives Olivenöl extra

Salz und schwarzer Pfeffer nach Geschmack

Geriebener Parmesankäse

(optional, zum Garnieren)

Vorbereitung:

Vollkornspaghetti in einem Topf mit Salzwasser nach Packungsanleitung al dente kochen. Die Nudeln abtropfen lassen und beiseite stellen. In einer Pfanne das Olivenöl bei mittlerer Hitze erhitzen. Gehackten Knoblauch hinzufügen und kochen, bis er duftet. Fügen Sie die Tomatenwürfel hinzu und kochen Sie sie etwa 10–15 Minuten lang oder bis die Tomaten weich werden und ihren Saft abgeben. Fügen Sie frisches Basilikum, Salz und Pfeffer hinzu. Gut mischen. Die Vollkornspaghetti zur frischen Tomatensauce in die Pfanne geben und verrühren, bis sie gut bedeckt sind. Vollkorn-Spaghetti mit frischer Tomatensauce heiß servieren, nach Wunsch mit geriebenem Parmesan garniert.

NUDELSALAT MIT GEGRILLTEM GEMÜSE

Zubereitungszeit: 15–20 Minuten

Kochzeit: 10-15 Minuten

Dosierung der Zutaten für 4 Personen:

300 g Nudeln nach Wahl (Penne,

Farfalle oder andere kurze Nudeln)

2 Tassen gemischtes Gemüse (Zucchini,

Paprika, Auberginen, Tomaten)

in Scheiben oder Würfel schneiden

2 Esslöffel natives Olivenöl extra

Salz und schwarzer Pfeffer nach Geschmack

1/4 Tasse frisches Basilikum, gehackt

1/4 Tasse Feta-Käse, zerbröselt

1/4 Tasse schwarze Oliven, entkernt und

in Runden schneiden (optional)

Vorbereitung:

Die Nudeln in einem Topf mit Salzwasser nach Packungsanweisung al dente kochen. Die Nudeln abtropfen lassen, unter kaltem Wasser abspülen und beiseite stellen. Während die Nudeln abkühlen, können Sie das Gemüse grillen. Das Gemüse mit Olivenöl bestreichen und auf einem Grill oder in einer Grillpfanne grillen, bis es zart und leicht gebräunt ist. Mit Salz und Pfeffer abschmecken. In einer großen Schüssel die abgekühlten Nudeln und das gegrillte Gemüse vermengen. Gut mischen. Fügen Sie frisches Basilikum, Feta-Käse und schwarze Oliven (falls verwendet) hinzu. Nochmals mischen. Servieren Sie den Nudelsalat mit gegrilltem Gemüse bei Zimmertemperatur oder kalt.

DINKELRISOTTO MIT PILZEN UND PARMESAN

Zubereitungszeit: 15–20 Minuten

Kochzeit: 30–35 Minuten

Dosierung der Zutaten für 4 Personen:

1 Tasse Perldinkel

250 g gemischte Pilze (z.B. Champignons, Steinpilze), Aufschnitt

1 Zwiebel, gehackt

2 Knoblauchzehen, fein gehackt

1/2 Tasse trockener Weißwein

4 Tassen Gemüsebrühe (heiß)

1/2 Tasse geriebener Parmesan

2 Esslöffel natives Olivenöl extra

Salz und schwarzer Pfeffer nach Geschmack

Gehackte frische Petersilie (zum Garnieren)

Vorbereitung:

In einem Topf das Olivenöl bei mittlerer Hitze erhitzen. Die gehackte Zwiebel und den Knoblauch dazugeben und glasig dünsten. Fügen Sie die geschnittenen Pilze hinzu und kochen Sie, bis sie ihre Flüssigkeit abgeben und goldbraun werden. Den Dinkelperl dazugeben und unter ständigem Rühren ca. 2 Minuten rösten. Den Weißwein in die Pfanne gießen und kochen, bis er verdampft ist. Beginnen Sie mit der Zugabe der Gemüsebrühe, eine Kelle nach der anderen, unter ständigem Rühren und warten Sie, bis die Brühe aufgesogen ist, bevor Sie weitere hinzufügen. Diesen Vorgang fortsetzen, bis der Dinkel gar ist und eine cremige Konsistenz erreicht hat (ca. 30-35 Minuten). Den geriebenen Parmesan dazugeben und verrühren, bis eine noch cremigere Konsistenz entsteht. Mit Salz und Pfeffer abschmecken. Mit frisch gehackter Petersilie garnieren und das Dinkelrisotto mit Pilzen und Parmesan heiß servieren.

HÜHNER-CACCIATORA MIT GANZER GERSTE

Zubereitungszeit: 20–25 Minuten

Kochzeit: 45–50 Minuten

Dosierung der Zutaten für 4 Personen:

4 Hähnchenschenkel oder Hähnchenbrüste (mit

oder ohne Haut, Ihre Wahl)

1 Zwiebel, gehackt

2 Knoblauchzehen, fein gehackt

1 rote Paprika, in Streifen geschnitten

1 grüne Paprika, in Streifen geschnitten

1 Tasse geschälte Tomaten, gehackt

1/2 Tasse trockener Rotwein

1 Tasse Vollkorngerste

2 Tassen Hühnerbrühe (heiß)

2 Esslöffel natives Olivenöl extra

1 Teelöffel getrockneter Oregano

1 Teelöffel getrockneter Rosmarin

Salz und schwarzer Pfeffer nach Geschmack

Gehackte frische Petersilie (zum Garnieren)

Vorbereitung:

Erhitzen Sie das Olivenöl in einem großen Topf oder Topf bei mittlerer bis hoher Hitze. Das Hähnchen dazugeben und auf beiden Seiten goldbraun anbraten. Das Hähnchen auf einen Teller geben und beiseite stellen. In denselben Topf die Zwiebel, den Knoblauch und die Paprika geben. Etwa 5 Minuten kochen lassen oder bis das Gemüse weich ist. Geschälte Tomaten, Rotwein, Oregano, Rosmarin, Salz und Pfeffer hinzufügen. Hähnchen wieder in den Topf geben.

Decken Sie den Topf ab und kochen Sie es
bei mittlerer bis niedriger Hitze etwa 30 bis
35 Minuten lang oder bis das Huhn gar und
zart ist. In der Zwischenzeit die ganze Gerste
in einem anderen Topf nach
Packungsanleitung kochen. Lassen Sie es
abtropfen und legen Sie es beiseite. Wenn
das Huhn fertig ist, nehmen Sie es aus dem
Topf und stellen Sie es beiseite. Die gekochte
Vollkorngerste zur Sauce im Topf geben und
gut vermischen. Servieren Sie das Hähnchen-
Cacciatora mit ganzer Gerste heiß und
garnieren Sie es auf Wunsch mit frisch
gehackter Petersilie.

GANZE GANZE PAPPARDELLE MIT BOLOGNESE-SAUCE

Zubereitungszeit: 20–25 Minuten

Kochzeit: 45–50 Minuten

Dosierung der Zutaten für 4 Personen:

320 g Vollkorn-Pappardelle

400g mageres Hackfleisch

(Rind, Schwein oder gemischt)

1 Zwiebel, gehackt

2 Karotten, gehackt

2 Selleriestangen, gehackt

2 Knoblauchzehen, fein gehackt

1 Tasse geschälte Tomaten, gehackt

1/2 Tasse trockener Rotwein

2 Esslöffel natives Olivenöl extra

1 Teelöffel getrockneter Oregano

1 Teelöffel getrocknetes Basilikum

Salz und schwarzer Pfeffer nach Geschmack

Vorbereitung:

In einem großen Topf das Olivenöl bei mittlerer Hitze erhitzen. Die gehackten Zwiebeln, Karotten und Sellerie dazugeben und etwa 5-7 Minuten kochen lassen oder bis das Gemüse weich ist. Fügen Sie den gehackten Knoblauch hinzu und kochen Sie ihn eine Minute lang, bis er duftet. Fügen Sie das Hackfleisch hinzu und kochen Sie es, bis es goldbraun und vollständig gegart ist. Den Rotwein in den Topf gießen und kochen, bis er verdampft ist. Die geschälten Tomaten, Oregano, Basilikum, Salz und Pfeffer hinzufügen. Die Hitze reduzieren und unter gelegentlichem Rühren etwa 30–35 Minuten köcheln lassen.

In der Zwischenzeit die Vollkorn-
Pappardelle in einem Topf mit Salzwasser
nach Packungsanweisung al dente kochen.
Die Nudeln abtropfen lassen und beiseite
stellen. Wenn die Bolognese-Sauce fertig ist,
geben Sie die Pappardelle zur Sauce in die
Pfanne und vermischen Sie alles gut, um die
Aromen zu vermischen. Vollkorn-
Pappardelle mit Bolognese-Sauce heiß
servieren.

QUINOA-SALAT MIT KICHERERBSEN UND PAPRIKA

Zubereitungszeit: 20–25 Minuten

Kochzeit: 15–20 Minuten

Dosierung der Zutaten für 4 Personen:

1 Tasse Quinoa

1 Dose Kichererbsen, abgetropft und abgespült

2 Paprika (eine rote und eine gelbe)

in Würfel schneiden

1/2 rote Zwiebel, fein gehackt

1/4 Tasse frische Petersilie, gehackt

1/4 Tasse natives Olivenöl extra

Saft von 1 Zitrone

Salz und schwarzer Pfeffer nach Geschmack

Vorbereitung:

Spülen Sie den Quinoa gut unter fließendem kaltem Wasser ab. Quinoa nach Packungsanleitung kochen. Abkühlen lassen. In einer großen Schüssel gekochtes Quinoa, Kichererbsen, Paprika, rote Zwiebeln und frische Petersilie vermischen. Bereiten Sie in einer kleinen Schüssel die Vinaigrette zu, indem Sie Olivenöl, Zitronensaft, Salz und Pfeffer vermischen. Gut mischen. Die Vinaigrette über den Quinoa-Salat gießen und verrühren, bis alle Zutaten gut bedeckt sind. Servieren Sie den Quinoa-Salat mit Kichererbsen und Paprika bei Zimmertemperatur oder kalt.

BUCHWEIZEN-SPAGHETTI MIT SPINAT-PESTO

Zubereitungszeit: 15–20 Minuten

Kochzeit: 10-15 Minuten

Dosierung der Zutaten für 4 Personen:

320 g Buchweizenspaghetti

200 g frischer Spinat

2 Knoblauchzehen, fein gehackt

1/2 Tasse Walnüsse oder Pinienkerne, geröstet

1/2 Tasse geriebener Parmesan

1/2 Tasse natives Olivenöl extra

Salz und schwarzer Pfeffer nach Geschmack

Abgeriebene Schale von 1 Zitrone

(optional, zum Garnieren)

Vorbereitung:

Die Buchweizenspaghetti in einem Topf mit Salzwasser nach Packungsanleitung al dente kochen. Die Nudeln abtropfen lassen und beiseite stellen. In einer Pfanne etwas Olivenöl bei mittlerer Hitze erhitzen. Frischen Spinat hinzufügen und kochen, bis er weich und zusammengefallen ist. In einem Mixer gekochten Spinat, gehackten Knoblauch, geröstete Walnüsse oder Pinienkerne, geriebenen Parmesankäse und natives Olivenöl extra vermischen. Mischen, bis ein glattes Pesto entsteht. Mit Salz und Pfeffer abschmecken. Das Spinatpesto mit den Buchweizenspaghetti vermischen und verrühren, bis alles gut bedeckt ist. Buchweizenspaghetti mit Spinatpesto heiß servieren und nach Belieben mit geriebener Zitronenschale garnieren.

GERSTENRISOTTO MIT ZUCCHINE UND PAPRIKA

Zubereitungszeit: 20–25 Minuten

Kochzeit: 30–35 Minuten

Dosierung der Zutaten für 4 Personen:

1 Tasse Graupen

2 mittelgroße Zucchini, gewürfelt

1 rote Paprika, gewürfelt

1 Zwiebel, gehackt

2 Knoblauchzehen, fein gehackt

4 Tassen Gemüsebrühe (heiß)

1/2 Tasse trockener Weißwein

2 Esslöffel natives Olivenöl extra

1/2 Tasse geriebener Parmesan

Salz und schwarzer Pfeffer nach Geschmack

Gehackte frische Petersilie (zum Garnieren)

Vorbereitung:

In einem Topf das Olivenöl bei mittlerer Hitze erhitzen. Die gehackte Zwiebel und den Knoblauch dazugeben und glasig dünsten. Die gewürfelten Zucchini und Paprika dazugeben und etwa 5-7 Minuten kochen lassen oder bis das Gemüse weich ist. Graupen dazugeben und etwa 2 Minuten unter ständigem Rühren rösten. Den Weißwein in die Pfanne gießen und kochen, bis er verdampft ist. Beginnen Sie mit der Zugabe der Gemüsebrühe, eine Kelle nach der anderen, unter ständigem Rühren und warten Sie, bis die Brühe aufgesogen ist, bevor Sie weitere hinzufügen. Setzen Sie diesen Vorgang fort, bis der Orzo gar ist und eine cremige Konsistenz erreicht hat (ca. 30–35 Minuten). Den geriebenen Parmesan dazugeben und verrühren, bis eine noch cremigere Konsistenz entsteht. Mit Salz und Pfeffer abschmecken. Mit frisch gehackter Petersilie garnieren und das Gerstenrisotto mit Zucchini und Paprika heiß servieren.

EIEROMELET MIT SPECK UND KARTOFFELN

Zubereitungszeit: 15–20 Minuten

Kochzeit: 15–20 Minuten

Dosierung der Zutaten für 4 Personen:

8 Eier

100 g geräucherter Speck, gewürfelt

2 mittelgroße Kartoffeln, geschält und

in dünne Scheiben schneiden

1 Zwiebel, gehackt

2 Esslöffel natives Olivenöl extra

Salz und schwarzer Pfeffer nach Geschmack

Geriebener Käse

(optional, zum Garnieren)

Vorbereitung:

Erhitzen Sie das Olivenöl in einer beschichteten Pfanne bei mittlerer Hitze.

Die in Scheiben geschnittenen Kartoffeln
dazugeben und kochen, bis sie weich und
leicht gebräunt sind. Lassen Sie sie abtropfen
und legen Sie sie beiseite. In die gleiche
Pfanne den gewürfelten Speck geben und
knusprig braten. Lassen Sie es abtropfen
und legen Sie es beiseite. In einer Schüssel
die Eier verquirlen und die gehackte
Zwiebel, die gekochten Kartoffeln und den
knusprigen Speck hinzufügen. Gut
vermischen und mit Salz und Pfeffer
abschmecken. Erhitzen Sie die beschichtete
Pfanne und gießen Sie die Ei-Kartoffel-
Speck-Mischung hinein. Bei mittlerer bis
niedriger Hitze etwa 10 bis 15 Minuten
kochen lassen oder bis die Unterseite
goldbraun und die Oberseite fast vollständig
fest ist. Um die Oberseite zu garen, können
Sie die Pfanne für ein paar Minuten unter
den Grill im vorgeheizten Ofen stellen.
Achten Sie jedoch darauf, dass das Omelett
nicht in Spalten geschnitten und heiß serviert
wird.

LINSEN-SPAGHETTI MIT TOMATENSAUCE

Zubereitungszeit: 15–20 Minuten

Kochzeit: 20–25 Minuten

Dosierung der Zutaten für 4 Personen:

320 g Linsenspaghetti

(oder andere Nudeln auf Linsenbasis)

2 Tassen Tomatensauce

2 Knoblauchzehen, fein gehackt

1 Zwiebel, gehackt

2 Esslöffel natives Olivenöl extra

1 Teelöffel getrockneter Oregano

Salz und schwarzer Pfeffer nach Geschmack

geriebener Parmesan (zum Garnieren)

Frischer Basilikum (zum Garnieren)

Vorbereitung:

In einem Topf das Olivenöl bei mittlerer Hitze erhitzen. Die gehackte Zwiebel und den Knoblauch dazugeben und glasig dünsten. Tomatensauce und getrockneten Oregano hinzufügen. Bei mittlerer bis niedriger Hitze etwa 15–20 Minuten kochen lassen, dabei gelegentlich umrühren. Mit Salz und Pfeffer abschmecken. In der Zwischenzeit die Linsenspaghetti in einem Topf mit Salzwasser nach Packungsanleitung al dente kochen. Die Nudeln abgießen. Kombinieren Sie die Linsenspaghetti mit der Tomatensauce und vermischen Sie alles gut, um die Aromen zu vereinen. Die Linsenspaghetti mit Tomatensauce heiß servieren, garniert mit geriebenem Parmesan und frischen Basilikumblättern.

PIZZA MIT BLUMENKOHLKRUST

Zubereitungszeit: 20–25 Minuten

Kochzeit: 30–35 Minuten

Dosierung der Zutaten für 4 Personen:

Für die Blumenkohlkruste:

1 kleiner Blumenkohl, gereinigt und gehackt

fein oder gerieben

1 Ei

1 Tasse geriebener Mozzarella-Käse

1 Teelöffel getrockneter Oregano

Salz und schwarzer Pfeffer nach Geschmack

Zum Würzen: 1/2 Tasse Tomatensauce

Geriebener Mozzarella-Käse nach Geschmack

Belag nach Wahl (z.B. Tomatenscheiben, Oliven,

Pilze, Paprika, frisches Basilikum usw.)

Vorbereitung:

Heizen Sie den Backofen auf 200 °C vor und legen Sie ein Backblech mit Backpapier darauf. In einer Schüssel gehackten oder geriebenen Blumenkohl, Ei, geriebenen Mozzarella-Käse, getrockneten Oregano, Salz und Pfeffer vermischen. Mischen, bis eine homogene Mischung entsteht. Den Teig auf das vorbereitete Backblech geben und gleichmäßig verteilen, sodass eine dünne Kruste entsteht. Legen Sie die Blumenkohlkruste in den Ofen und backen Sie sie etwa 15 bis 20 Minuten lang oder bis sie goldbraun ist. Nehmen Sie die Kruste aus dem Ofen und fügen Sie Tomatensauce, geriebenen Mozzarella-Käse und die gewünschten Toppings hinzu. Legen Sie die Pizza zurück in den Ofen und backen Sie sie weitere 10–15 Minuten lang oder bis der Käse geschmolzen und goldbraun ist. Die Pizza aus dem Ofen nehmen, in Scheiben schneiden und heiß servieren.

AUBERGINENLASAGNE MIT RICOTTA UND SPINAT

Zubereitungszeit: 30-35 Minuten

Kochzeit: 45–50 Minuten

Dosierung der Zutaten für 4 Personen:

2 mittelgroße Auberginen, in dünne Scheiben geschnitten

1 Packung trockene Lasagne

2 Tassen Hüttenkäse

2 Tassen frischer Spinat oder Babyspinat

gefroren, gekocht und gut ausgedrückt

1 Tasse geriebener Mozzarella-Käse

1/2 Tasse geriebener Parmesan

1 Ei

2 Tassen Tomatensauce

2 Knoblauchzehen, fein gehackt

Salz und schwarzer Pfeffer nach Geschmack

Gehackte frische Petersilie (zum Garnieren)

Vorbereitung:

Heizen Sie den Backofen auf 180 °C vor und stellen Sie ein Backblech hinein. In einer Pfanne etwas Olivenöl erhitzen und die Auberginenscheiben darin anbraten, bis sie weich und leicht gebräunt sind. Lassen Sie sie auf saugfähigem Papier abtropfen und legen Sie sie beiseite. In einer Schüssel Ricotta, gekochten und gepressten Spinat, geriebenen Mozzarella, geriebenen Parmesan, Ei, gehackten Knoblauch, Salz und Pfeffer vermischen. Beginnen Sie mit dem Aufbau der Lasagne Schicht für Schicht:

Beginnen Sie mit einer Schicht Tomatensauce, gefolgt von abwechselnden Schichten trockener Lasagne, Auberginenscheiben und der Ricotta-Spinat-Mischung. Wiederholen Sie den Vorgang, bis die Zutaten aufgebraucht sind, und stellen Sie sicher, dass die letzte Schicht aus Käse und Salsada besteht. Die Form mit Alufolie abdecken und im Ofen etwa 35–40 Minuten backen. Entfernen Sie die Folie und kochen Sie sie weitere 10–15 Minuten lang oder bis die Oberfläche goldbraun ist und die Lasagne gar ist. Mit gehackter frischer Petersilie garnieren und vor dem Servieren einige Minuten ruhen lassen.

KÜRBISGNOCCHI MIT BUTTER UND SALBEI

Zubereitungszeit: 30-35 Minuten

Kochzeit: 10-15 Minuten

Dosierung der Zutaten für 4 Personen:

500 g Kürbisgnocchi (verfügbar

im Handel erhältlich oder selbstgemacht)

100 g Butter

Frische Salbeiblätter (ca. 10-12 Blätter)

Salz und schwarzer Pfeffer nach Geschmack

Geriebener Parmesankäse

(optional, zum Garnieren)

Vorbereitung:

Einen Topf mit leicht gesalzenem Wasser zum Kochen bringen. In der Zwischenzeit die Butter in einer großen Pfanne bei mittlerer Hitze schmelzen. Fügen Sie die frischen Salbeiblätter hinzu und kochen Sie, bis die Butter goldbraun wird und die Salbeiblätter knusprig sind. Den Salbei herausnehmen und beiseite stellen. Kochen Sie die Kürbisgnocchi in kochendem Wasser nach Packungsanleitung oder bis sie an die Oberfläche steigen (normalerweise dauert es nur wenige Minuten). Mit einem Schaumlöffel abtropfen lassen und mit der Butter und dem Salbei in die Pfanne geben. Die Gnocchi einige Minuten in der Pfanne anbraten, bis sie gut mit der aromatisierten Butter bedeckt sind. Mit Salz und Pfeffer abschmecken. Servieren Sie die Kürbis-Gnocchi mit Butter und Salbei heiß und garnieren Sie sie nach Belieben mit geriebenem Parmesan.

POLENTA MIT PILZEN UND KÄSE

Zubereitungszeit: 20–25 Minuten

Kochzeit: 30–35 Minuten

Dosierung der Zutaten für 4 Personen:

1 Tasse Maismehl für Polenta

4 Tassen Pilzbrühe oder Gemüsebrühe

250g gemischte Champignons, in Scheiben geschnitten

1 Zwiebel, gehackt

2 Knoblauchzehen, fein gehackt

1 Tasse Käse nach Geschmack), in Würfel schneiden

2 Esslöffel natives Olivenöl extra

Salz und schwarzer Pfeffer nach Geschmack

Gehackte frische Petersilie (zum Garnieren)

Vorbereitung:

In einem Topf Pilzbrühe oder Gemüsebrühe zum Kochen bringen. Gießen Sie das Maismehl unter ständigem Rühren in die Pfanne, um Klumpenbildung zu vermeiden. Reduzieren Sie die Hitze und kochen Sie die Polenta bei schwacher Hitze unter gelegentlichem Rühren etwa 25–30 Minuten lang, bis sie dick und cremig wird. In der Zwischenzeit das Olivenöl in einer Pfanne bei mittlerer Hitze erhitzen. Die gehackte Zwiebel dazugeben und glasig dünsten. Die gehackten Knoblauchzehen und die in Scheiben geschnittenen Champignons hinzufügen. Kochen, bis die Pilze goldbraun und zart sind. Mit Salz und Pfeffer abschmecken. Wenn die Polenta fertig ist, schalten Sie den Herd aus und fügen Sie den Käse Ihrer Wahl hinzu. Rühren, bis der Käse vollständig mit der Polenta verschmolzen ist. Die Polenta mit Pilzen und Käse heiß servieren, garniert mit frisch gehackter Petersilie.

KAROTTEN-SPAGHETTI MIT BASILIKUM-PESTO

Zubereitungszeit: 20–25 Minuten

Kochzeit: 10-15 Minuten

Dosierung der Zutaten für 4 Personen:

320 g Karottenspaghetti (erhältlich in kommerziell oder hausgemacht)

Für das Basilikumpesto:

2 Tassen frische Basilikumblätter

1/2 Tasse geröstete Walnüsse oder Pinienkerne

2 Knoblauchzehen, fein gehackt

1/2 Tasse natives Olivenöl extra

1/2 Tasse geriebener Parmesan

Salz und schwarzer Pfeffer nach Geschmack

Zitronensaft (optional, für Frische)

Vorbereitung:

Die Karottenspaghetti in einem Topf mit
Salzwasser nach Packungsanweisung al
dente kochen. Die Nudeln abtropfen lassen
und beiseite stellen. In der Zwischenzeit das
Basilikumpesto zubereiten: In einem Mixer
frische Basilikumblätter, geröstete Walnüsse
oder Pinienkerne, gehackten Knoblauch,
geriebenen Parmigiano-Reggiano-Käse und
natives Olivenöl extra vermischen. Mischen,
bis ein glattes Pesto entsteht. Mit Salz und
Pfeffer abschmecken und nach Belieben
etwas Zitronensaft für die Frische
hinzufügen. Das Basilikumpesto mit den
Karottenspaghetti vermischen und
verrühren, bis alles gut bedeckt ist. Servieren
Sie die Karottenspaghetti mit Basilikumpesto
heiß.

REZEPTE
ZWEITEN GÄNGE

GEGRILLTES HÄHNCHENFILET MIT AVOCADOSAUCE

Zubereitungszeit: 15 Minuten

Kochzeit: 10-12 Minuten

Dosierung: 4 Personen

Zutaten:

4 Hähnchenfilets

Salz und Pfeffer nach Geschmack

Extra natives Olivenöl nach Geschmack

1 reife Avocado

Saft von 1 Limette

1 Knoblauchzehe

Gehackter frischer Koriander

Salz und Pfeffer nach Geschmack

Vorbereitung:

Fleisch marinieren: Die Hähnchenfilets in einer Schüssel mit Salz, Pfeffer und einem Schuss Öl würzen. Mindestens 15 Minuten marinieren lassen. Hähnchen grillen: Den Grill vorheizen und die Filets auf jeder Seite etwa 5–6 Minuten garen, oder bis sie gar sind. Soße zubereiten: In einer Schüssel die Avocado mit einer Gabel zerdrücken. Limettensaft, gehackten Knoblauch und Koriander hinzufügen und mit Salz und Pfeffer würzen. Servieren: Das gegrillte Hähnchen mit der Avocado-Salsa servieren. Dazu können Sie einen gemischten Salat oder Ofenkartoffeln servieren.

GEBACKENER LACHS MIT PISTAZIENKRUSTE

Zubereitungszeit: 20 Minuten

Kochzeit: 20-25 Minuten

Dosierung: 4 Personen

Zutaten:

4 Lachssteaks

50 g ungesalzene Pistazien

Semmelbrösel nach Geschmack

Gehackte Petersilie

Knoblauchpulver

Salz und Pfeffer nach Geschmack

Extra natives Olivenöl nach Geschmack

Zitrone

Vorbereitung:

Bereiten Sie die Kruste vor: In einer flachen Schüssel die Pistazien grob hacken. Semmelbrösel, gehackte Petersilie, Knoblauchpulver, Salz und Pfeffer hinzufügen. Den Lachs panieren: Die Lachssteaks mit Salz, Pfeffer und einem Schuss Öl würzen. Geben Sie sie in die Pistazienpanade und drücken Sie sie leicht an, damit sie haften. Im Ofen garen: Die Lachssteaks auf ein mit Backpapier ausgelegtes Backblech legen und im vorgeheizten Backofen bei 200 °C etwa 20–25 Minuten garen, oder bis der Lachs gar ist und die Kruste goldbraun ist. Servieren: Den Lachs mit einer Zitronenscheibe servieren. Dazu gibt es gedünstetes Gemüse oder einen Salat.

RINDERSTEAK MIT PILZSAUCE

Zubereitungszeit: 10 Minuten

Kochzeit: 15–20 Minuten

Dosierung der Zutaten für 4 Personen:

4 Rindersteaks (je ca. 200-250 g)

Salz und schwarzer Pfeffer nach Geschmack

Extra natives Olivenöl

Für die Pilzsauce:

200 g Pilze (Steinpilze, Champignons

oder andere Pilze Ihrer Wahl), in Scheiben geschnitten

2 Knoblauchzchen, fein gehackt

1/2 Tasse Rinderbrühe

2 Esslöffel Butter

Gehackte frische Petersilie zum Garnieren

Vorbereitung:

Eine beschichtete Pfanne bei mittlerer bis hoher Hitze vorheizen. Die Rindersteaks leicht mit Olivenöl bestreichen und mit Salz und schwarzem Pfeffer abschmecken. Braten Sie die Steaks in der vorgeheizten Pfanne 3 bis 4 Minuten pro Seite für mittel-seltenes Fleisch oder länger, wenn Sie das Fleisch lieber seltener mögen. Die Steaks aus der Pfanne nehmen und ruhen lassen. In die gleiche Pfanne Butter und gehackten Knoblauch geben. Kochen Sie den Knoblauch eine Minute lang, bis er duftet. Die in Scheiben geschnittenen Champignons hinzufügen und kochen, bis sie goldbraun und zart sind. Die Fleischbrühe mit den Pilzen in die Pfanne geben und alles aufkochen lassen. Hitze reduzieren und bei mittlerer Hitze köcheln lassen, bis die Sauce leicht einkocht und eindickt. Die Rindersteaks heiß servieren, die Pilzsauce darüber löffeln und mit gehackter frischer Petersilie garnieren.

GEDÄMPFTES TILAPIA-FILET MIT GEMÜSE

Zubereitungszeit: 15 Minuten

Kochzeit: 15–20 Minuten

Dosierung der Zutaten für 4 Personen:

4 Tilapiafilets (je ca. 150 g)

Salz und schwarzer Pfeffer nach Geschmack

1 Zitrone, in dünne Scheiben schneiden

Für das gedünstete Gemüse:

400 g einer Gemüsemischung nach Geschmack (Brokkoli,

Karotten, Zucchini usw.), in Stücke schneiden

Saft von 1 Zitrone

Extra natives Olivenöl

Gehackte frische Petersilie zum Garnieren

Vorbereitung:

Einen Dampfgarer vorheizen. Die Tilapiafilets mit Salz, schwarzem Pfeffer und Zitronensaft würzen. Die Tilapiafilets auf Küchentellern aus Glas anrichten und auf jedes Filet Zitronenscheiben legen. Legen Sie die Gemüsestücke in den Dampfgarer und dämpfen Sie sie 8 bis 10 Minuten lang oder bis das Gemüse zart, aber noch knusprig ist. In der Zwischenzeit eine beschichtete Pfanne bei mittlerer bis hoher Hitze erhitzen und leicht mit Olivenöl bestreichen. Tilapia-Filets auf jeder Seite 2 bis 3 Minuten braten oder bis das Fleisch undurchsichtig ist und sich leicht mit einer Gabel lösen lässt. Servieren Sie die gedämpften Tilapiafilets mit dem Gemüse, garniert mit gehackter frischer Petersilie und nach Wunsch mit zusätzlichen Zitronenscheiben.

GEBRATENES HÄHNCHEN MIT AVOCADO-SAUCE

Zubereitungszeit: 15 Minuten

Kochzeit: 30–40 Minuten

Dosierung der Zutaten für 4 Personen:

4 Hähnchenbrüste ohne Haut und Knochen

Salz und schwarzer Pfeffer nach Geschmack

Extra natives Olivenöl

Für die Avocadosauce:

2 reife Avocados

Saft von 1 Limette

2 Knoblauchzehen, fein gehackt

1/4 Tasse frische Korianderblätter

1/4 Tasse griechischer Joghurt

Salz und schwarzer Pfeffer nach Geschmack

Vorbereitung:

Den Backofen auf 190°C vorheizen. Die Hähnchenbrüste mit Salz, schwarzem Pfeffer und einem Schuss Olivenöl würzen. Legen Sie die Hähnchenbrust auf ein Backblech und backen Sie sie im vorgeheizten Ofen 30 bis 40 Minuten lang oder bis das Hähnchen gebräunt und durchgegart ist. Während das Huhn kocht, bereiten Sie die Avocado-Salsa zu. In einem Mixer geschälte Avocados, Limettensaft, gehackten Knoblauch, frischen Koriander, griechischen Joghurt, Salz und schwarzen Pfeffer vermischen. Alles glatt rühren. Servieren Sie das gebratene Hähnchen heiß mit einem großzügigen Klecks Avocadosalsa auf jeder Hähnchenbrust.

GEGRILLTE GARNELEN MIT KNOBLAUCHBUTTER

Zubereitungszeit: 15 Minuten

Kochzeit: 5-7 Minuten

Dosierung der Zutaten für 4 Personen:

16 extra große Garnelen, geschält und gereinigt

Salz und schwarzer Pfeffer nach Geschmack

Extra natives Olivenöl

Für die Knoblauchbutter:

1/2 Tasse Butter, weich

4 Knoblauchzehen, fein gehackt

Gehackte frische Petersilie zum Garnicren

Geriebene Zitronenschale

Vorbereitung:

Heizen Sie einen Außengrill oder Küchengrill auf mittlere bis hohe Hitze vor. Die Garnelen mit Salz, schwarzem Pfeffer und einem Schuss Olivenöl würzen. In einer kleinen Schüssel die weiche Butter mit dem gehackten Knoblauch vermischen. Die Garnelen auf jeder Seite 2–3 Minuten grillen, bis sie rosa und leicht gebräunt sind. Während der letzten Minuten des Garvorgangs die Garnelen mit der Knoblauchbutter bestreichen und eine weitere Minute garen, damit die Butter haften bleibt. Die gegrillten Garnelen heiß servieren, garniert mit gehackter frischer Petersilie und abgeriebener Zitronenschale.

GEBACKENE SCHWEINERIPPCHEN MIT GEWÜRZRUB

Zubereitungszeit: 15 Minuten

Kochzeit: 2–2,5 Stunden

Dosierung der Zutaten für 4 Personen:

2 kg Schweinerippchen

Salz und schwarzer Pfeffer nach Geschmack

Für die Gewürzmischung:

2 Esslöffel geräuchertes Paprikapulver

1 Esslöffel schwarzer Pfeffer

1 Esslöffel Salz

1 Esslöffel brauner Zucker

1 Teelöffel süßer Paprika

1 Teelöffel Kreuzkümmelpulver

1/2 Teelöffel Cayennepfeffer

(optional für eine würzige Note)

Vorbereitung:

Den Backofen auf 150°C vorheizen. In einer Schüssel alle Zutaten für den Spice Rub vermischen. Bereiten Sie die Schweinerippchen vor und entfernen Sie dabei alle Membranen und überschüssiges Fett. Die Rippchen auf beiden Seiten mit Salz und schwarzem Pfeffer würzen. Streuen Sie den Spice Rub großzügig über die Schweinerippchen und achten Sie darauf, dass beide Seiten gleichmäßig bedeckt sind. Wickeln Sie die Rippchen in Frischhaltefolie ein und lassen Sie sie mindestens 30 Minuten, besser aber mehrere Stunden im Kühlschrank marinieren. Die marinierten Rippchen auf ein Backblech legen und mit Alufolie abdecken. Im vorgeheizten Ofen 2 bis 2,5 Stunden backen oder bis die Rippchen zart sind und sich leicht von den Knochen lösen. Während der letzten 15–20 Minuten des Garvorgangs können Sie die Rippchen abdecken, um sie leicht zu bräunen. Nach dem Garen die gebackenen Schweinerippchen heiß servieren.

HÜHNERCURRY MIT KOKOSNUSSMILCH

Zubereitungszeit: 15 Minuten

Kochzeit: 25–30 Minuten

Dosierung der Zutaten für 4 Personen:

500g Hähnchenbrust, in Würfel geschnitten

Salz und schwarzer Pfeffer nach Geschmack

2 Esslöffel Pflanzenöl

1 Zwiebel, gehackt

3 Knoblauchzehen, fein gehackt

2 Esslöffel rote oder grüne Currypaste
(abhängig von Ihren Vorlieben)

1 Dose Kokosmilch (ca. 400 ml)

2 Esslöffel Fischsauce

1 Esslöffel brauner Zucker

Saft von 1 Limette

Frische Basilikumblätter zum Garnieren

Vorbereitung:

Die Hähnchenbrustwürfel mit Salz und schwarzem Pfeffer würzen. Erhitzen Sie das Pflanzenöl in einer großen Pfanne bei mittlerer bis hoher Hitze. Fügen Sie die gehackte Zwiebel und den gehackten Knoblauch hinzu und kochen Sie alles, bis es goldbraun ist und duftet. Geben Sie die rote oder grüne Currypaste in die Pfanne und rühren Sie etwa eine Minute lang um, um sie zu rösten und ihre Aromen freizusetzen. Die Hähnchenwürfel dazugeben und von allen Seiten goldbraun anbraten. Die Kokosmilch in die Pfanne gießen und alles zum Kochen bringen. Hitze reduzieren und bei mittlerer bis niedriger Hitze 15 bis 20 Minuten köcheln lassen oder bis das Hähnchen gar ist und die Soße eingedickt ist. Fischsauce, braunen Zucker und Limettensaft in die Pfanne geben. Gut vermischen und weitere 2-3 Minuten kochen lassen. Servieren Sie das Hühnercurry mit Kokosmilch heiß und garniert mit frischen Basilikumblättern.

FRANZÖSISCHE SEEZUNGE MIT BUTTER UND PETERSILIE

Zubereitungszeit: 15 Minuten

Kochzeit: 10-15 Minuten

Dosierung der Zutaten für 4 Personen:

4 Seezungenfilets

Salz und schwarzer Pfeffer nach Geschmack

1/2 Tasse Mehl

2 Eier, geschlagen

2 Esslöffel Butter

2 Esslöffel Olivenöl

Saft von 1 Zitrone

2 Esslöffel gehackte frische Petersilie

Vorbereitung:

Die Seezungenfilets mit Salz und schwarzem Pfeffer würzen. Jedes Seezungenfilet in Mehl wenden und darauf achten, dass es gleichmäßig bedeckt ist. Anschließend in die verquirlten Eier tauchen. In einer großen beschichteten Pfanne Butter und Olivenöl bei mittlerer bis hoher Hitze erhitzen. Die Seezungenfilets in der Pfanne etwa 2-3 Minuten pro Seite braten, bis sie goldbraun und knusprig sind. Die Seezungenfilets mit Zitronensaft beträufeln und vor dem Servieren mit gehackter frischer Petersilie bestreuen.

PUTENBRUST GEFÜLLT MIT SPINAT UND KÄSE

Zubereitungszeit: 20 Minuten

Kochzeit: 25–30 Minuten

Dosierung der Zutaten für 4 Personen:

4 Putenbrüste, ohne Knochen und ohne Haut

Salz und schwarzer Pfeffer nach Geschmack

2 Tassen frischer Spinat, gehackt

1 Tasse geriebener Käse nach Geschmack (Cheddar, Mozzarella oder etwas anderes Ihrer Wahl)

2 Knoblauchzehen, fein gehackt

2 Esslöffel Olivenöl

1/2 Tasse Hühnerbrühe

1 Glas trockener Weißwein (optional)

Vorbereitung:

Den Backofen auf 180°C vorheizen. Die Putenbrüste mit Salz und schwarzem Pfeffer würzen. Öffnen Sie jede Putenbrust, sodass eine Tasche entsteht. In einer Pfanne das Olivenöl bei mittlerer Hitze erhitzen. Fügen Sie den gehackten Knoblauch hinzu und kochen Sie ihn eine Minute lang, bis er duftet. Den gehackten Spinat dazugeben und kochen, bis er zusammengefallen ist. Den Topf vom Herd nehmen und den Spinat mit dem geriebenen Käse vermischen. Jede Putenbrust mit der Spinat-Käse-Mischung füllen. Legen Sie die gefüllten Putenbrüste in eine Auflaufform und gießen Sie die Hühnerbrühe (und ggf. Weißwein) in die Auflaufform. Decken Sie die Auflaufform mit Folie ab und backen Sie sie im vorgeheizten Ofen 25 bis 30 Minuten lang oder bis der Truthahn gar ist. Servieren Sie die gefüllten Putenbrüste mit Spinat und Käse heiß, auf Wunsch mit der Kochsauce.

HÜHNERFLEISCHBÄLLCHEN MIT TOMATENSAUCE

Zubereitungszeit: 20 Minuten

Kochzeit: 20–25 Minuten

Dosierung der Zutaten für 4 Personen:

500 g gehackte Hähnchenbrust

1/2 Tasse Semmelbrösel

1/4 Tasse geriebener Parmesan

1 Ei

1 Knoblauchzehe, fein gehackt

Salz und schwarzer Pfeffer nach Geschmack

Für die Tomatensauce:

1 Dose (400 g) geschälte Tomaten

1/2 Zwiebel, gehackt

2 Knoblauchzehen, fein gehackt

1 Esslöffel Olivenöl

Salz und schwarzer Pfeffer nach Geschmack

Frischer Basilikum zum Garnieren

Vorbereitung:

In einer Schüssel die gemahlene Hähnchenbrust, Semmelbrösel, Parmesankäse, Ei, gehackten Knoblauch, Salz und schwarzen Pfeffer vermischen. Gut vermischen, bis eine homogene Mischung entsteht. Mit nassen Händen aus der Masse kleine Fleischbällchen formen. Erhitzen Sie das Olivenöl in einer beschichteten Pfanne bei mittlerer Hitze. Fügen Sie die Fleischbällchen hinzu und kochen Sie sie etwa 20–25 Minuten lang, bis sie von allen Seiten goldbraun und durchgegart sind.

In der Zwischenzeit die Tomatensauce
zubereiten. In einer Pfanne das Olivenöl
erhitzen und die gehackte Zwiebel und den
Knoblauch hinzufügen. Kochen, bis es
goldbraun ist und duftet. Die geschälten
Tomaten in die Pfanne geben und mit einer
Gabel zerdrücken. Bei mittlerer bis niedriger
Hitze 10 bis 15 Minuten kochen lassen oder
bis die Sauce eingedickt ist. Mit Salz und
schwarzem Pfeffer abschmecken. Servieren
Sie die Hähnchenfleischbällchen heiß, mit
der Tomatensauce darüber und garniert mit
frischem Basilikum.

GEGRILLTER THUNFISCH MIT SCHWARZER OLIVENSOSSE

Zubereitungszeit: 15 Minuten

Kochzeit: 5-7 Minuten

Dosierung der Zutaten für 4 Personen:

4 frische Thunfischfilets

Salz und schwarzer Pfeffer nach Geschmack

Für die schwarze Olivensauce:

1/2 Tasse entkernte schwarze Oliven, gehackt

2 Esslöffel Kapern, gehackt

2 Esslöffel frische Petersilie, gehackt

2 Knoblauchzehen, fein gehackt

Saft von 1 Zitrone

3 Esslöffel natives Olivenöl extra

Vorbereitung:

Die Thunfischfilets mit Salz und schwarzem Pfeffer würzen. In einer Schüssel die gehackten schwarzen Oliven, Kapern, gehackte frische Petersilie, gehackten Knoblauch, Zitronensaft und natives Olivenöl extra zu der Sauce vermischen. Heizen Sie einen Außengrill oder Küchengrill auf hohe Hitze vor. Grillen Sie die Thunfischfilets 2-3 Minuten pro Seite oder bis sie perfekt gegart sind und außen eine hellgoldene Kruste haben. Den gegrillten Thunfisch heiß servieren, mit einem großzügigen Klecks schwarzer Olivensauce auf jedem Filet.

SCHWEINECURRY MIT BROKKOLI

Zubereitungszeit: 15 Minuten

Kochzeit: 20–25 Minuten

Dosierung der Zutaten für 4 Personen:

500 g gewürfeltes Schweinefleisch

Salz und schwarzer Pfeffer nach Geschmack

2 Esslöffel Olivenöl

1 Zwiebel, gehackt

2 Knoblauchzehen, fein gehackt

2 Esslöffel Currypaste (nach Wahl

zwischen Rot, Grün oder Gelb)

400 ml Kokosmilch

2 Tassen Brokkoli, in Röschen geschnitten

Saft von 1 Limette

Frischer Basilikum zum Garnieren

Vorbereitung:

Die Schweinefleischstücke mit Salz und schwarzem Pfeffer würzen. In einer großen Pfanne das Olivenöl bei mittlerer Hitze erhitzen. Fügen Sie die gehackte Zwiebel und den gehackten Knoblauch hinzu und kochen Sie alles, bis es goldbraun ist und duftet. Die Schweinefleischstücke in die Pfanne geben und anbraten, bis sie von allen Seiten braun sind. Die Currypaste hinzufügen und gut mit dem Fleisch und den Zwiebeln vermischen. Die Kokosmilch in die Pfanne gießen und alles zum Kochen bringen. Hitze reduzieren und bei mittlerer bis niedriger Hitze 10 bis 15 Minuten köcheln lassen oder bis das Fleisch gar ist und die Soße eingedickt ist. In der Zwischenzeit den Brokkoli in einem separaten Topf dämpfen, bis er weich, aber noch knusprig ist. Den gekochten Brokkoli zum Schweinecurry geben und weitere 2-3 Minuten kochen lassen. Vor dem Servieren Limettensaft über das Gericht auspressen und mit frischen Basilikumblättern garnieren.

HUHNCHEN MIT CASHEW-SAUCE UND GEMÜSE

Zubereitungszeit: 15 Minuten

Kochzeit: 15–20 Minuten

Dosierung der Zutaten für 4 Personen:

4 Hähnchenbrüste, in Scheiben oder Würfel geschnitten

Salz und schwarzer Pfeffer nach Geschmack

1 Esslöffel Olivenöl

1 Zwiebel, gehackt

2 Knoblauchzehen, fein gehackt

1 rote Paprika, in dünne Streifen schneiden

1 grüne Paprika, in dünne Streifen schneiden

1 Tasse ungesalzene Cashewnüsse, geröstet

1 Tasse Kokosmilch

2 Esslöffel Sojasauce

2 Esslöffel brauner Zucker

Vorbereitung:

Die Hähnchenscheiben mit Salz und schwarzem Pfeffer würzen. In einer großen Pfanne das Olivenöl bei mittlerer Hitze erhitzen. Fügen Sie die gehackte Zwiebel und den gehackten Knoblauch hinzu und kochen Sie alles, bis es goldbraun ist und duftet. Die roten und grünen Paprikastreifen in die Pfanne geben und kochen, bis sie weich sind. Die Cashewkerne in einer separaten Pfanne goldbraun und knusprig rösten. Beiseite legen. Die Hähnchenscheiben mit dem Gemüse in die Pfanne geben und garen. Mischen Sie in einer separaten Schüssel Kokosmilch, Sojasauce und braunen Zucker. Gießen Sie diese Mischung mit dem Huhn und dem Gemüse in die Pfanne. Die gerösteten Cashewnüsse in die Pfanne geben und weitere 2-3 Minuten kochen lassen oder bis die Sauce leicht eingedickt ist. Servieren Sie das Hähnchen mit Cashew-Gemüse-Sauce heiß und garniert mit frischem Basilikum.

LACHSSTEAK MIT PESTO-SAUCE

Zubereitungszeit: 10 Minuten

Kochzeit: 10-15 Minuten

Dosierung der Zutaten für 4 Personen:

4 Lachssteaks

Salz und schwarzer Pfeffer nach Geschmack

2 Esslöffel Olivenöl

Für die Pesto-Sauce:

2 Tassen frische Basilikumblätter

1/2 Tasse geriebener Parmesan

1/2 Tasse Walnüsse oder Pinienkerne

2 Knoblauchzehen, gehackt

1/2 Tasse natives Olivenöl extra

Salz und schwarzer Pfeffer nach Geschmack

Vorbereitung:

Die Lachssteaks mit Salz, schwarzem Pfeffer und etwas Olivenöl würzen. Heizen Sie einen Außengrill oder Küchengrill auf mittlere bis hohe Hitze vor. Grillen Sie die Lachssteaks 4 bis 5 Minuten pro Seite oder bis sie gar sind und außen eine hellgoldene Kruste haben. In der Zwischenzeit die Pesto-Sauce zubereiten: In einem Mixer frisches Basilikum, Parmesankäse, Walnüsse oder Pinienkerne, gehackten Knoblauch, natives Olivenöl extra, Salz und schwarzen Pfeffer vermischen. Alles glatt rühren. Servieren Sie die gegrillten Lachssteaks heiß mit der Pesto-Sauce darüber.

GEGRILLTE LAMMRIPPCHEN MIT MINZ SAUCE

Zubereitungszeit: 15 Minuten

Kochzeit: 15–20 Minuten

Dosierung der Zutaten für 4 Personen:

16 Lammrippen

Salz und schwarzer Pfeffer nach Geschmack

Für die Minzsauce:

1/2 Tasse frische Minzblätter

1/4 Tasse griechischer Joghurt

2 Esslöffel Zitronensaft

2 Esslöffel Olivenöl

Salz und schwarzer Pfeffer nach Geschmack

Vorbereitung:

Die Lammkoteletts mit Salz und schwarzem Pfeffer würzen. Heizen Sie einen Außengrill oder Küchengrill auf mittlere bis hohe Hitze vor. Grillen Sie die Lammrippen 5–7 Minuten pro Seite oder bis sie den gewünschten Gargrad erreicht haben (medium rare, medium oder well done). In der Zwischenzeit die Minzsauce zubereiten: In einem Mixer die frischen Minzblätter, griechischen Joghurt, Zitronensaft, Olivenöl, Salz und schwarzen Pfeffer vermischen. Alles glatt rühren. Servieren Sie die gegrillten Lammrippen heiß mit der Minzsauce darüber.

EIER-OMELET MIT SPECK UND PILZEN

Zubereitungszeit: 10 Minuten

Kochzeit: 15–20 Minuten

Dosierung der Zutaten für 4 Personen:

8 Eier

100 g gewürfelter Speck

200 g frische Champignons, in Scheiben geschnitten

1 Zwiebel, gehackt

2 Esslöffel Olivenöl

Salz und schwarzer Pfeffer nach Geschmack

Geriebener Parmesan u

Vergnügen (optional)

Gehackte frische Petersilie

zum Garnieren (optional)

Vorbereitung:

Erhitzen Sie das Olivenöl in einer beschichteten Pfanne bei mittlerer Hitze. Den gewürfelten Speck dazugeben und knusprig braten. Die gehackte Zwiebel und die in Scheiben geschnittenen Pilze in die Pfanne geben und kochen, bis die Pilze zart und die Zwiebel goldbraun sind. In einer Schüssel die Eier mit Salz und schwarzem Pfeffer verquirlen. Die geschlagenen Eier mit Speck, Pilzen und Zwiebeln in die Pfanne geben. Bei mittlerer bis niedriger Hitze kochen, bis die Eier fast vollständig fest sind. Nach Belieben das Omelett mit geriebenem Käse bestreuen und bei 180 °C unter den Backofengrill stellen, bis der Käse geschmolzen und leicht goldbraun ist. Servieren Sie das Omelett heiß und garnieren Sie es nach Belieben mit frisch gehackter Petersilie.

ROSMARIN-HÄHNCHEN MIT WEISSWEIN-SAUCE

Zubereitungszeit: 15 Minuten

Kochzeit: 25–30 Minuten

Dosierung der Zutaten für 4 Personen:

4 Hähnchenbrüste

Salz und schwarzer Pfeffer nach Geschmack

2 Esslöffel Olivenöl

2 Zweige frischer Rosmarin

1/2 Tasse trockener Weißwein

1/2 Tasse Hühnerbrühe

2 Esslöffel Butter

Gehackte frische Petersilie

zum Garnieren (optional)

Vorbereitung:

Die Hähnchenbrüste mit Salz und schwarzem Pfeffer würzen. Erhitzen Sie das Olivenöl in einer großen Pfanne bei mittlerer bis hoher Hitze. Die Hähnchenbrüste dazugeben und auf beiden Seiten goldbraun anbraten. Geben Sie frische Rosmarinzweige in die Pfanne. Den Weißwein in die Pfanne gießen und bei mittlerer Hitze kochen, bis der Wein auf die Hälfte reduziert ist. Fügen Sie die Hühnerbrühe hinzu und lassen Sie sie bei mittlerer bis niedriger Hitze etwa 10 bis 15 Minuten kochen, bis das Huhn vollständig gekocht ist und die Soße leicht eingedickt ist. Die Butter in die Pfanne geben und rühren, bis sie in der Sauce geschmolzen ist. Servieren Sie das Rosmarinhähnchen mit der warmen Weißweinsauce, nach Wunsch mit gehackter frischer Petersilie garniert.

WÜRZIGE GARNELEN MIT CHILI-SAUCE

Zubereitungszeit: 15 Minuten

Kochzeit: 5-7 Minuten

Dosierung der Zutaten für 4 Personen:

500 g geschälte und gereinigte Garnelen

Salz und schwarzer Pfeffer nach Geschmack

2 Esslöffel Olivenöl

2 Knoblauchzehen, fein gehackt

1 frische rote Chilischote, gehackt

(Je nachdem mehr oder weniger hinzufügen

Ihre bevorzugte Schärfestufe)

Saft von 1 Limette

Gehackte frische Petersilie zum Garnieren (optional)

Vorbereitung:

Die Garnelen mit Salz und schwarzem Pfeffer würzen. Erhitzen Sie das Olivenöl in einer großen Pfanne bei mittlerer bis hoher Hitze. Den gehackten Knoblauch und die gehackte rote Paprika hinzufügen und etwa 1 Minute kochen lassen, bis ein Duft entsteht. Geben Sie die Garnelen in die Pfanne und kochen Sie sie 2-3 Minuten lang auf jeder Seite oder bis sie rosa und vollständig gar sind. Drücken Sie den Limettensaft über die Garnelen und vermischen Sie sie gut. Servieren Sie die würzigen Garnelen mit Chilisauce heiß und garnieren Sie sie nach Belieben mit gehackter frischer Petersilie.

GEBRATENER TOFU MIT GEMÜSE UND SOJASAUCE

Zubereitungszeit: 15 Minuten

Kochzeit: 10-15 Minuten

Dosierung der Zutaten für 4 Personen:

400g Tofu, in Würfel schneiden

2 Esslöffel Olivenöl

2 Knoblauchzehen, fein gehackt

1 rote Paprika, in dünne Streifen schneiden

81 grüne Paprika, in dünne Streifen schneiden

1 Karotte, in dünne Streifen oder Julienne geschnitten

1/2 Tasse Brokkoli, in kleine Zweige geteilt

1/4 Tasse Sojasauce

1 Esslöffel brauner Zucker

1 Esslöffel Maisstärke

Vorbereitung:

Erhitzen Sie das Olivenöl in einer großen Pfanne bei mittlerer bis hoher Hitze. Den gewürfelten Tofu dazugeben und von allen Seiten goldbraun braten. Tofu aus der Pfanne nehmen und beiseite stellen. In dieselbe Pfanne den gehackten Knoblauch und das Gemüse (Paprika, Karotte, Brokkoli) geben und 5 bis 7 Minuten kochen lassen oder bis das Gemüse zart, aber noch knusprig ist. Bereiten Sie in der Zwischenzeit die Sauce zu, indem Sie Sojasauce, braunen Zucker und Maisstärke in einer Schüssel vermischen. Sobald das Gemüse gar ist, den Tofu wieder in die Pfanne geben und die Soße darübergießen. Weitere 2-3 Minuten kochen lassen oder bis die Sauce leicht eingedickt ist. Servieren Sie den gebratenen Tofu mit Gemüse und scharfer Sojasauce, nach Wunsch mit gehackter frischer Petersilie garniert.

HÜHNERPARMESAN MIT GANZEN GANZEN PASTA

Zubereitungszeit: 20 Minuten

Kochzeit: 30 Minuten

Dosierung der Zutaten für 4 Personen:

4 Hähnchenbrüste

Salz und schwarzer Pfeffer nach Geschmack

1 Tasse Mehl

2 Eier, geschlagen

2 Tassen Semmelbrösel

Olivenöl zum Braten

1 Tasse Marinara-Sauce

1 Tasse geriebener Mozzarella

1/2 Tasse geriebener Parmesan

300 g Vollkornnudeln

Gehackte frische Petersilie zum Garnieren (optional)

Vorbereitung:

Stellen Sie eine Panierstation mit drei Tellern auf: einen mit Mehl, einen mit geschlagenen Eiern und einen mit Semmelbröseln. Würzen Sie die Hähnchenbrüste mit Salz und schwarzem Pfeffer und tauchen Sie sie dann zuerst in das Mehl, dann in die geschlagenen Eier und schließlich in die Semmelbrösel. Erhitzen Sie das Olivenöl in einer großen Pfanne bei mittlerer bis hoher Hitze und braten Sie die Hähnchenbrüste auf beiden Seiten goldbraun und vollständig gegart. Nehmen Sie sie aus der Pfanne und legen Sie sie beiseite. In einem separaten Topf Vollkornnudeln nach Packungsanleitung kochen.

Die Nudeln abgießen. In eine Auflaufform
die Hälfte der Marinara-Sauce geben. Die
gebratenen Hähnchenbrüste auf der Soße
anrichten. Bedecken Sie die Hähnchenbrüste
mit der restlichen Marinara-Sauce und
streuen Sie dann den geriebenen Mozzarella
und den geriebenen Parmesan darüber. Im
vorgeheizten Backofen bei 180 °C etwa 15
Minuten backen oder bis der Käse
geschmolzen und goldbraun ist. Servieren
Sie das Hühnchen-Parmigiana heiß über
Vollkornnudeln und garnieren Sie es nach
Belieben mit frisch gehackter Petersilie.

GEBACKENES SCHWEINESTEAK MIT SÜßKARTOFFELN

Zubereitungszeit: 15 Minuten

Kochzeit: 35–40 Minuten

Dosierung der Zutaten für 4 Personen:

4 Schweinesteaks

Salz und schwarzer Pfeffer nach Geschmack

2 Esslöffel Olivenöl

2 Süßkartoffeln, geschält und in Scheiben geschnitten

1 Zwiebel, in Scheiben schneiden

2 Zweige frischer Rosmarin

2 Esslöffel Butter

Gehackte frische Petersilie zum Garnieren (optional)

Vorbereitung:

Den Backofen auf 200°C vorheizen. Die Schweinesteaks mit Salz und schwarzem Pfeffer würzen. Erhitzen Sie das Olivenöl in einer großen Pfanne bei mittlerer bis hoher Hitze. Die Schweinesteaks dazugeben und auf jeder Seite 2-3 Minuten anbraten, bis sie braun sind. In einer Auflaufform die Süßkartoffelscheiben und Zwiebelscheiben anrichten. Die Schweinesteaks auf die Kartoffeln und Zwiebeln legen. Rosmarinzweige und Butter über die Steaks geben. Decken Sie die Auflaufform mit Folie ab und backen Sie sie im vorgeheizten Ofen etwa 25 bis 30 Minuten lang oder bis die Steaks gar sind und die Kartoffeln zart sind. Servieren Sie die gebackenen Schweinesteaks mit heißen Süßkartoffeln, nach Wunsch mit gehackter frischer Petersilie garniert.

LACHS IN PAPIER MIT GERSTENRISOTTO

Zubereitungszeit: 20 Minuten

Kochzeit: 20–25 Minuten

Dosierung der Zutaten für 4 Personen:

4 Lachsfilets

Salz und schwarzer Pfeffer nach Geschmack

2 Tassen Gerste

1 Zwiebel, gehackt

2 Knoblauchzehen, fein gehackt

4 Tassen heiße Fisch- oder Gemüsebrühe

1 Tasse trockener Weißwein

1 Zitrone, in dünne Scheiben geschnitten

4 Blatt Pergamentpapier oder Aluminiumfolie

Extra natives Olivenöl

Gehackte frische Petersilie zum Garnieren (optional)

Vorbereitung:

Den Backofen auf 180°C vorheizen. Die Lachsfilets mit Salz und schwarzem Pfeffer würzen. Legen Sie jedes Filet auf ein Blatt Pergamentpapier oder Folie. In einem Topf etwas Olivenöl erhitzen und die Zwiebel und den Knoblauch darin goldbraun anbraten. Geben Sie die Gerste in den Topf und rösten Sie sie einige Minuten lang. Den Weißwein in die Pfanne gießen und verdampfen lassen. Fügen Sie nach und nach die heiße Fisch- oder Gemüsebrühe hinzu, rühren Sie dabei häufig um und kochen Sie die Gerste weiter, bis sie weich und cremig ist.

Auf jedes Blatt Pergament oder Folie ein Lachsfilet legen. Die gekochte Gerste neben den Filets verteilen. Legen Sie ein paar Zitronenscheiben auf den Lachs und verschließen Sie die Pergament- oder Folienpäckchen fest. Im vorgeheizten Ofen etwa 15–20 Minuten backen oder bis der Lachs gar ist und sich mit einer Gabel leicht zerteilen lässt. Servieren Sie den in Folie gebackenen Lachs mit heißem Gerstenrisotto, auf Wunsch mit frisch gehackter Petersilie garniert.

HÜHNCHEN-CACCIATORA MIT POLENTA

Zubereitungszeit: 15 Minuten

Kochzeit: 1 Stunde

Dosierung der Zutaten für 4 Personen:

4 Hähnchenschenkel (Oberschenkel und Oberschenkel)

Salz und schwarzer Pfeffer nach Geschmack

2 Esslöffel Olivenöl

1 Zwiebel, gehackt

2 Knoblauchzehen, fein gehackt

1 rote Paprika, in Streifen geschnitten

1 grüne Paprika, in Streifen geschnitten

1 Zucchini, in Scheiben geschnitten

1 Tasse geschälte Tomaten

1/2 Tasse Rotwein

1 Esslöffel getrockneter Oregano

1 Tasse Polentamehl

4 Tassen Wasser

Gehackte frische Petersilie zum Garnieren (optional)

Vorbereitung:

In einem großen Topf das Olivenöl bei mittlerer bis hoher Hitze erhitzen. Die Hähnchenschenkel dazugeben und von allen Seiten goldbraun anbraten. Hähnchen aus dem Topf nehmen und beiseite stellen. In denselben Topf die Zwiebel, den Knoblauch, die Paprika und die Zucchini geben. 5 bis 7 Minuten kochen lassen oder bis das Gemüse weich ist. Die geschälten Tomaten, Rotwein und Oregano hinzufügen. Hähnchen wieder in den Topf geben.

Abdecken und bei mittlerer bis niedriger Hitze etwa 45 Minuten kochen lassen oder bis das Huhn gar ist und die Soße eingedickt ist. Bereiten Sie in der Zwischenzeit die Polenta vor, indem Sie Wasser in einem separaten Topf zum Kochen bringen. Das Polentamehl nach und nach unter ständigem Rühren in das kochende Wasser einrühren, bis eine dickflüssige, cremige Masse entsteht. Nach Belieben Butter und geriebenen Parmesan hinzufügen, um die Polenta noch schmackhafter zu machen. Servieren Sie das Hähnchen-Cacciatore heiß über der Polenta und garnieren Sie es nach Belieben mit frisch gehackter Petersilie.

FORELLENFILET MIT QUINOA UND GEMÜSE

Zubereitungszeit: 15 Minuten

Kochzeit: 20–25 Minuten

Dosierung der Zutaten für 4 Personen:

4 Forellenfilets

Salz und schwarzer Pfeffer nach Geschmack

1 Tasse Quinoa

2 Tassen Wasser oder Gemüsebrühe

2 Esslöffel Olivenöl

1 rote Zwiebel, in dünne Scheiben geschnitten

2 Karotten, in dünne Scheiben geschnitten

1 Zucchini, in dünne Ringe geschnitten

1 rote Paprika, in Streifen geschnitten

Saft von 1 Zitrone

Vorbereitung:

Den Backofen auf 180°C vorheizen. Die Forellenfilets mit Salz und schwarzem Pfeffer würzen. Legen Sie jedes Filet auf Folie oder Pergamentpapier. In einem Topf Wasser oder Gemüsebrühe zum Kochen bringen. Quinoa dazugeben und nach Packungsanleitung kochen. Sobald es gar ist, legen Sie es beiseite. In einer großen Pfanne das Olivenöl bei mittlerer Hitze erhitzen. Rote Zwiebel, Karotten, Zucchini und rote Paprika hinzufügen. Kochen Sie das Gemüse 5 bis 7 Minuten lang oder bis es weich, aber noch knusprig ist. Den Zitronensaft über das Gemüse pressen. Das geröstete Gemüse über die Forellenfilets schichten. Verschließen Sie Folien- oder Pergamentpapierpakete fest. Im vorgeheizten Ofen etwa 15 Minuten backen oder bis der Fisch gar ist und sich mit einer Gabel leicht zerteilen lässt. Das Forellenfilet mit Quinoa und Gemüse heiß servieren, nach Belieben mit frisch gehackter Petersilie garniert.

RINDERSTEAK MIT BLUMENKOHLPÜREE

Zubereitungszeit: 15 Minuten

Kochzeit: 25–30 Minuten

Dosierung der Zutaten für 4 Personen:

4 Rindersteaks (je 200g)

Salz und schwarzer Pfeffer nach Geschmack

1 Blumenkohl, in Röschen geschnitten

2 Esslöffel Butter

2 Knoblauchzehen, fein gehackt

1/2 Tasse Milch

2 Esslöffel geriebener Parmesan

Gehackte frische Petersilie zum Garnieren (optional)

Vorbereitung:

Einen Topf mit leicht gesalzenem Wasser zum Kochen bringen. Die Blumenkohlröschen dazugeben und 10–12 Minuten garen, bis sie weich sind. Den Blumenkohl abtropfen lassen. In einer Pfanne die Butter bei mittlerer bis hoher Hitze erhitzen. Fügen Sie den gehackten Knoblauch hinzu und kochen Sie ihn 1–2 Minuten lang oder bis er duftet. Den gekochten Blumenkohl mit Knoblauchbutter, Milch, geriebenem Parmesan, Salz und schwarzem Pfeffer vermischen, bis ein cremiges Püree entsteht. Passen Sie die Konsistenz bei Bedarf mit mehr Milch an. Die Rindersteaks mit Salz und schwarzem Pfeffer würzen und auf dem Grill oder in einer Pfanne bei mittlerer bis hoher Hitze 3 bis 5 Minuten pro Seite oder bis zum gewünschten Gargrad garen. Servieren Sie das Lendensteak mit heißem Blumenkohlpüree und garnieren Sie es nach Belieben mit gehackter frischer Petersilie.

EIEROMELETAT MIT SPECK UND KARTOFFELN

Zubereitungszeit: 15 Minuten

Kochzeit: 20–25 Minuten

Dosierung der Zutaten für 4 Personen:

8 Eier

100 g geräucherter Speck, gewürfelt

2 mittelgroße Kartoffeln, geschält und in dünne Scheiben geschnitten

1 Zwiebel, gehackt

Salz und schwarzer Pfeffer nach Geschmack

2 Esslöffel Olivenöl

Geriebener Käse nach Geschmack (optional)

Gehackte frische Petersilie zum Garnieren (optional)

Vorbereitung:

Den Backofen auf 180°C vorheizen. Erhitzen Sie das Olivenöl in einer beschichteten Pfanne bei mittlerer Hitze. Den gewürfelten Speck dazugeben und knusprig braten. Den Speck aus der Pfanne nehmen und beiseite stellen. In dieselbe Pfanne die Kartoffelscheiben und die gehackte Zwiebel geben. Etwa 10 bis 12 Minuten kochen, bis die Kartoffeln goldbraun und zart sind. Kartoffeln und Zwiebeln aus der Pfanne nehmen. In einer Schüssel die Eier verquirlen und mit Salz und schwarzem Pfeffer abschmecken. Gießen Sie die geschlagenen Eier in die Pfanne und verteilen Sie dann den knusprigen Speck, die Kartoffeln und die Zwiebeln gleichmäßig auf den Eiern.

Kochen Sie das Omelett bei mittlerer bis niedriger Hitze 5 bis 7 Minuten lang oder bis die Ränder fest werden. Stellen Sie die Pfanne in den vorgeheizten Ofen und kochen Sie das Omelett weitere 8 bis 10 Minuten oder bis es vollständig gegart ist und eine goldbraune Oberfläche hat. Bestreuen Sie das Omelett optional mit geriebenem Käse und legen Sie es für ein paar Minuten unter den Ofengrill, damit es schmilzt. Servieren Sie das Omelett heiß und garnieren Sie es nach Belieben mit frisch gehackter Petersilie.

HÜHNERCURRY MIT BRAUNEM REIS

Zubereitungszeit: 15 Minuten

Kochzeit: 30–35 Minuten

Dosierung der Zutaten für 4 Personen:

4 Hähnchenbrüste, in Würfel geschnitten

Salz und schwarzer Pfeffer nach Geschmack

2 Esslöffel Olivenöl

1 Zwiebel, gehackt

2 Knoblauchzehen, fein gehackt

2 Esslöffel Currypaste (je nachdem

gewünschter Schärfegrad)

1 Dose Kokosmilch (400 ml)

2 Esslöffel Tomatenmark

2 Tassen brauner Reis, gekocht

Vorbereitung:

Erhitzen Sie das Olivenöl in einer großen Pfanne bei mittlerer bis hoher Hitze. Die Hähnchenwürfel dazugeben und von allen Seiten goldbraun anbraten. Das Hähnchen aus der Pfanne nehmen und beiseite stellen. In dieselbe Pfanne die gehackte Zwiebel und den gehackten Knoblauch geben. 2–3 Minuten goldbraun backen. Die Currypaste dazugeben und unter gutem Rühren eine weitere Minute kochen lassen. Kokosmilch und Tomatenmark in die Pfanne geben. Gut umrühren, um die Zutaten zu kombinieren. Geben Sie das Hähnchen zurück in die Pfanne und kochen Sie es bei mittlerer bis niedriger Hitze 15 bis 20 Minuten lang oder bis das Hähnchen gar ist und die Soße eingedickt ist. Servieren Sie das Hühnercurry über heißem braunem Reis und garnieren Sie es nach Belieben mit gehackter frischer Petersilie.

FRANZÖSISCHE SEEZUNGE MIT PILZRISOTTO

Zubereitungszeit: 20 Minuten

Kochzeit: 30–35 Minuten

Dosierung der Zutaten für 4 Personen:

4 Seezungenfilets

Salz und schwarzer Pfeffer nach Geschmack

Mehl zum Panieren

2 Eier, geschlagen

2 Esslöffel Butter

2 Esslöffel Olivenöl

Saft von 1 Zitrone

1 Tasse Arborio-Reis

200 g gemischte Champignons, in Scheiben geschnitten

1 Zwiebel, gehackt

2 Knoblauchzehen, fein gehackt

1/2 Tasse trockener Weißwein

4 Tassen heiße Hühnerbrühe

2 Esslöffel Butter für das Risotto

Geriebener Parmesankäse

zum Garnieren (optional)

Gehackte frische Petersilie für

Garnitur (optional)

Vorbereitung:

In einer Schüssel die Eier verquirlen und mit Salz und Pfeffer würzen. Das Mehl für die Panade auf einen Teller geben. Die Seezungenfilets zuerst im Mehl, dann im verquirlten Ei wenden. In einer großen Pfanne Butter und Olivenöl bei mittlerer bis hoher Hitze erhitzen. Die Seezungenfilets auf beiden Seiten etwa 2-3 Minuten pro Seite goldbraun braten. Den Zitronensaft über die Filets pressen und beiseite stellen.

In dieselbe Pfanne die gehackte Zwiebel und den Knoblauch geben. 2-3 Minuten goldbraun backen. Den Arborio-Reis und die gehackten Pilze hinzufügen und unter gutem Rühren eine weitere Minute kochen lassen. Den Weißwein in die Pfanne gießen und kochen, bis er verdampft ist. Beginnen Sie, die Hühnerbrühe schöpflöffelweise hinzuzugeben, rühren Sie ständig um und warten Sie, bis die Flüssigkeit aufgesogen ist, bevor Sie weitere hinzufügen. Setzen Sie diesen Vorgang fort, bis das Risotto cremig und der Reis gar ist (ca. 18–20 Minuten). Die Butter unter das Risotto rühren und mit Salz und schwarzem Pfeffer abschmecken. Servieren Sie die französische Seezunge über dem Pilzrisotto und garnieren Sie sie nach Belieben mit geriebenem Parmesan und gehackter frischer Petersilie.

SENFSCHWEINE MIT KAROTTE PUR

Zubereitungszeit: 15 Minuten

Kochzeit: 25–30 Minuten

Dosierung der Zutaten für 4 Personen:

4 Schweinesteaks

Salz und schwarzer Pfeffer nach Geschmack

2 Esslöffel Dijon-Senf

2 Esslöffel Olivenöl

4 mittelgroße Karotten, geschält und in Scheiben geschnitten

2 mittelgroße Kartoffeln, geschält und in Würfel geschnitten

2 Esslöffel Butter

1/2 Tasse Milch

Vorbereitung:

Den Backofen auf 180°C vorheizen. Schweinesteaks auf beiden Seiten mit Salz, schwarzem Pfeffer und Dijon-Senf würzen.

Erhitzen Sie das Olivenöl in einer großen Pfanne bei mittlerer bis hoher Hitze. Schweinesteaks etwa 3 bis 4 Minuten pro Seite braten, bis sie auf beiden Seiten gebräunt sind. Übertragen Sie die Schweinesteaks auf ein Backblech und garen Sie sie im vorgeheizten Ofen 15 bis 20 Minuten lang oder bis sie gar sind und die gewünschte Innentemperatur erreicht haben. In der Zwischenzeit einen Topf mit Salzwasser zum Kochen bringen. Fügen Sie die Karotten und Kartoffeln hinzu und kochen Sie sie etwa 15 bis 20 Minuten lang, bis sie weich sind. Lassen Sie sie abtropfen. Karotten und Kartoffeln mit einem Stößel oder einer Gabel zerdrücken. Butter und Milch hinzufügen und verrühren, bis eine cremige Konsistenz entsteht. Mit Salz und schwarzem Pfeffer abschmecken. Servieren Sie die Senf-Schweinesteaks mit dem warmen Karottenpüree und garnieren Sie es nach Wunsch mit gehackter frischer Petersilie.

GARNELEN IN KOKOSNUSSCREME MIT ZOODLES

Zubereitungszeit: 15 Minuten

Kochzeit: 15–20 Minuten

Dosierung der Zutaten für 4 Personen:

500 g geschälte und gereinigte Garnelen

Salz und schwarzer Pfeffer nach Geschmack

2 Esslöffel Olivenöl

1 rote Zwiebel, gehackt

2 Knoblauchzehen, fein gehackt

1 frische rote Chilischote, gehackt (optional)

1 Dose Kokosmilch (400 ml)

1 Zitrone, Saft und Schale

4 Zucchini, zu Zoodles verarbeitet

(in Julienne-Streifen wie Spaghetti
geschnitten)

Gehackte frische Petersilie zum Garnieren
(optional)

Vorbereitung:

Erhitzen Sie das Olivenöl in einer großen
Pfanne bei mittlerer bis hoher Hitze.
Gehackte Zwiebel, Knoblauch und Chili
(falls verwendet) hinzufügen und 2-3
Minuten goldbraun braten. Geben Sie die
Garnelen in die Pfanne und kochen Sie sie 3
bis 4 Minuten lang oder bis sie rosa und fest
sind. Die Garnelen aus der Pfanne nehmen
und beiseite stellen. In dieselbe Pfanne
Kokosmilch, Zitronensaft und -schale gießen.

Gut vermischen und bei mittlerer Hitze 5-7 Minuten kochen lassen oder bis die Sauce leicht eindickt. Die Garnelen zur Kokossauce geben und weitere 2-3 Minuten kochen lassen. Mit Salz und schwarzem Pfeffer abschmecken. In der Zwischenzeit bereiten Sie Zoodles mit einem Spiralschneider oder Gemüseschäler zu, sodass dünne Zucchinistreifen entstehen. Die Garnelen- und Kokoscreme über den Zucchini-Zoodles servieren und nach Belieben mit gehackter frischer Petersilie garnieren.

PULLED PORK MIT CALES-SALAT

Zubereitungszeit: 15 Minuten

Kochzeit: 3 Stunden

(im Ofen bei niedriger Temperatur)

Dosierung der Zutaten für 4 Personen:

1 kg Schweinefleisch (Schulter oder Lende), in Stücke geschnitten

Salz und schwarzer Pfeffer nach Geschmack

2 Esslöffel Olivenöl

1 Zwiebel, gehackt

3 Knoblauchzehen, fein gehackt

1 Tasse Hühnerbrühe

1/2 Tasse Barbecuesauce

1/4 Tasse Apfelessig

1 Esslöffel brauner Zucker

4 Hamburger- oder Briochebrötchen

960 g. Grünkohl, in dünne Scheiben
geschnitten

1 Karotte, gerieben

1/2 Tasse Mayonnaise

2 Esslöffel Rotweinessig

Salz und schwarzer Pfeffer nach Geschmack

Vorbereitung:

Heizen Sie den Ofen auf 350 °F vor, wenn Sie
das Schweinefleisch im Ofen garen möchten.
Das Schweinefleisch mit Salz und schwarzem
Pfeffer würzen. Erhitzen Sie das Olivenöl in
einer großen Pfanne bei mittlerer bis hoher
Hitze. Das Schweinefleisch dazugeben und
von allen Seiten anbraten, bis es braun ist.
Übertragen Sie das Schweinefleisch in einen
Slow Cooker (falls verwendet) oder eine
Auflaufform (wenn Sie es im Ofen garen). In
dieselbe Pfanne die gehackte Zwiebel und
den Knoblauch geben.

2-3 Minuten goldbraun backen.
Hühnerbrühe, Barbecuesauce, Apfelessig,
braunen Zucker und geräuchertes
Paprikapulver (falls verwendet) hinzufügen.
Alles zum Kochen bringen und dann über
das Schweinefleisch gießen. Das
Schweinefleisch im Ofen garen, die
Auflaufform mit Folie abdecken und 3 bis 4
Stunden oder bis es weich ist garen.
Während das Schweinefleisch kocht,
bereiten Sie den Krautsalat vor. In einer
großen Schüssel Kohl, Karotte, Mayonnaise,
Rotweinessig, Salz und schwarzen Pfeffer
nach Geschmack vermischen. Beiseite
stellen. Nach dem Garen das Schweinefleisch
mit einer Gabel zerkleinern, bis es eine zähe
Konsistenz hat. Servieren Sie Pulled Pork
auf Hamburger- oder Briochebrötchen,
begleitet von frischem Krautsalat.

SESAM-HÄHNCHEN MIT GEDÄMPFTEM BROKKOLI

Zubereitungszeit: 15 Minuten

Kochzeit: 15–20 Minuten

Dosierung der Zutaten für 4 Personen:

4 Hähnchenbrustfilets ohne Haut

Salz und schwarzer Pfeffer nach Geschmack

2 Esslöffel Sesamkörner

2 Esslöffel Sesamöl

2 Esslöffel Sojasauce

1 Esslöffel Honig

2 Knoblauchzehen, fein gehackt

4 Tassen Brokkoli, in Röschen geschnitten

1 Esslöffel Olivenöl

Vorbereitung:

Den Backofen auf 200°C vorheizen. Die Hähnchenbrüste mit Salz, schwarzem Pfeffer und Sesam würzen. In einer großen beschichteten Pfanne das Sesamöl bei mittlerer bis hoher Hitze erhitzen. Das Hähnchen dazugeben und auf jeder Seite 2-3 Minuten goldbraun braten. In einer Schüssel Sojasauce, Honig und gehackten Knoblauch vermischen. Gießen Sie diese Mischung über das Huhn in der Pfanne. Stellen Sie die Pfanne in den vorgeheizten Ofen und lassen Sie das Hähnchen 10 bis 12 Minuten lang garen oder bis es gar ist und der Bratensaft beim Einstechen mit einer Gabel klar austritt. In der Zwischenzeit einen Topf mit leicht gesalzenem Wasser zum Kochen bringen. Den Brokkoli dazugeben und 3-4 Minuten dünsten, bis er weich, aber knusprig ist. Lassen Sie sie abtropfen und würzen Sie sie mit etwas Olivenöl, Salz und schwarzem Pfeffer. Das Sesamhähnchen mit dem gedünsteten Brokkoli servieren.

GEGRILLTER LACHS MIT MANDELBUTTERSAUCE

Zubereitungszeit: 10 Minuten

Kochzeit: 10-15 Minuten

Dosierung der Zutaten für 4 Personen:

4 Lachsfilets

Salz und schwarzer Pfeffer nach Geschmack

2 Esslöffel Olivenöl

1 Tasse geröstete Mandeln

4 Esslöffel Butter

Saft von 1 Zitrone

Gehackte frische Petersilie

zum Garnieren (optional)

Vorbereitung:

Den Grill auf mittlere bis hohe Hitze vorheizen. Die Lachsfilets mit Salz, schwarzem Pfeffer und Olivenöl würzen. In einer Pfanne die Butter bei mittlerer Hitze schmelzen. Die gerösteten Mandeln dazugeben und 2-3 Minuten kochen lassen, bis die Butter goldbraun ist. Den Zitronensaft zur Buttersauce geben und gut vermischen. Grillen Sie die Lachsfilets 4–5 Minuten pro Seite oder bis sie den gewünschten Gargrad erreicht haben. Die Mandelbuttersauce über den gegrillten Lachs gießen und nach Belieben mit gehackter frischer Petersilie garnieren.

GEGRILLTER THUNFISCH MIT AVOCADO-SAUCE

Zubereitungszeit: 15 Minuten

Kochzeit: 5-7 Minuten

Dosierung der Zutaten für 4 Personen:

4 frische Thunfischfilets

Salz und schwarzer Pfeffer nach Geschmack

2 Esslöffel Olivenöl

Für die Avocado-Salsa:

2 reife Avocados, geschält

und des Steins beraubt

Saft von 1 Limette

2 Esslöffel gehackter frischer Koriander

Salz und schwarzer Pfeffer nach Geschmack

Vorbereitung:

Den Grill auf mittlere bis hohe Hitze vorheizen. Die Thunfischfilets mit Salz, schwarzem Pfeffer und Olivenöl würzen. Den Thunfisch auf jeder Seite 2-3 Minuten grillen oder bis er den gewünschten Gargrad erreicht hat. Thunfisch kann in der Mitte leicht rosa serviert werden. Bereiten Sie in der Zwischenzeit die Avocado-Salsa zu. In einer Schüssel das Avocadomark mit einer Gabel zerdrücken. Limettensaft, gehackten frischen Koriander, Salz und schwarzen Pfeffer hinzufügen. Gut verrühren, bis eine cremige Soße entsteht. Den gegrillten Thunfisch mit der Avocadosauce darüber servieren.

ABSCHLUSS

Vielen Dank, dass Sie sich die Zeit genommen haben, dieses Buch über die Carb Cycling-Diät für Anfänger zu lesen. Ich hoffe, dass Sie die Informationen nützlich fanden und dass sie Ihnen helfen, Ihre Gesundheits- und Fitnessziele zu erreichen. Der Weg zu einem fitten und gesunden Körper ist für jeden von uns einzigartig und es ist mir eine Ehre, einen Ansatz mit Ihnen teilen zu dürfen, der einen echten Unterschied in Ihrem Leben bewirken kann. Wenn Sie dieses Buch nützlich fanden, lade ich Sie ein, eine Rezension zu hinterlassen. Ihr Feedback ist nicht nur für mich, sondern auch für andere Leser, die von diesen Informationen profitieren könnten, äußerst wertvoll. Eine positive Rezension kann dazu beitragen, dass dieses Buch mehr Menschen erreicht und sie auf ihrem Weg zu einem gesünderen Leben unterstützt. Abschließend möchte ich mich aufrichtig dafür bedanken, dass Sie sich für die Lektüre dieses Buches entschieden haben. Ihr Engagement für die

Verbesserung Ihrer Gesundheit und Ihres Wohlbefindens ist wirklich bewundernswert, und ich hoffe, dass dieses Buch Ihnen auf Ihrem Weg geholfen hat. Ich wünsche dir das Besser für die Zukunft und ich danke Ihnen noch einmal, dass Sie einen Teil Ihrer Reise mit mir geteilt haben. --- Diese Schlussfolgerung stellt eine persönliche Verbindung zu den Lesern her, drückt Dankbarkeit aus und ermutigt sie, auf freundliche und positive Weise eine Bewertung abzugeben. Deshalb schließen wir dieses Buch mit einer Einladung: Seien Sie der Protagonist Ihrer Gesundheit, erleben Sie Carb Cycling verantwortungsvoll und genießen Sie die Ergebnisse, die sich daraus ergeben. Möge 2024 das Jahr sein, in dem Sie beginnen, Ihr Leben in vollen Zügen zu genießen, mit Energie, Vitalität und Selbstvertrauen. Glückliche Reise zu einer neuen und besseren Version von dir selbst! Vielen Dank, dass Sie sich für „Carb Cycling Diet 2024" als Leitfaden entschieden haben. Mögen Sie auf Ihrem Weg zu optimaler Gesundheit und Wohlbefinden erfolgreich sein! Alles Liebe, [TERY LONG]

www.ingramcontent.com/pod-product-compliance
Lightning Source LLC
Chambersburg PA
CBHW061746250726
48657CB00001B/33